U0046125

# 腦科學權威的
# 最高休息法

11 年腦科學實證，8 種簡易實踐法，改變生活小習慣，
終結疲勞、提升腦力，成為高效工作者

李時炯◎著

高寶書版集團

# 為什麼明明休息了，卻依舊感到疲憊？

我突然想到我童年時某個炎熱的夏日。

那天，父親要我走長達 7.8 公里的山路，到山的另一頭跑腿，就只為了傳一句話。在大太陽下跑完腿、回到家時，我渾身是汗。而那天不知怎麼搞的，都沒有看到朋友的人影。那時的我忍受得了雙腿的疼痛，卻忍受不了無聊，所以焦急地找起了朋友。現在，我們只要按下按鍵，就能看著在美國的弟弟、妹妹的臉聊天，而且還是免費的。

每當回想起小時候的事，我的心中就會產生對那個時期的懷念，以及對科學文明的感激。如果能用科學為我們節省下來的時間做有意義的事，那我們的人生會多麼有生產性又充實啊。

但如果仔細去觀察現實，就會發現似乎不完全是如此。

明明能夠取代人力的機械不斷登場，但不知道怎麼搞的，我們要做的事卻一直在增加，時間根本就不夠用。而且，因為活在被陌生的機械包圍的緊張感中，我們的頭腦變得一天比一天還要疲勞，彷彿不是人們在使用機械，而是機械在奴役我們，特別

是智慧型手機。現在，不管男女老少，大部分的人一整天都手機不離手，只要手機稍微從手中或從視線裡消失，我們就像是整個宇宙都停止運作一樣驚慌、不安，好像這個世界跑到了遙遠的前方，只有我們錯過了重要的事情。人們這麼依賴手機，簡直可以說是智慧型手機的奴隸了。在腦科學中，我們替這種狀態冠上了「慣性」、「上癮」等可怕的名字，而這就是現代人悲哀的模樣。

那麼，為什麼我會提到「休息」呢？

近來，有許多人都會說就算休息了，也不覺得真的休息了。不少人都會說自己很淺眠，而醒著的時候因為腦中浮現的各種雜念、擔憂與不安而飽受折磨。甚至有人抱怨自己明明什麼都沒做卻很疲倦。最近的腦科學家們認為，會出現這些症狀，原因並不是身體疲勞，而是「腦疲勞」，而只要腦疲勞沒有得到緩解，我們就無法真正地休息。

我會關注腦疲勞有幾個原因。

第一個原因是因為第四次工業革命正在逼近。至今為止，韓國在其他已開發國家打好的基礎上，透過機靈的頭腦、各種應用與勤勉，站到了新興工業國家隊伍中的最前端。過去，「模仿」是我們必備的生存能力，但是如果要在第四次工業革命時代中存活下來，我們需要的是「創造力」。然而，如果頭腦感到疲勞，就會無法發揮創意。

更嚴重的問題是，腦疲勞所引起的各種疾病正在對我們的健康造成威脅。這是我過去十一年來營運 Healience 仙村（注：韓國第一家健康療癒中心）時經歷的悲哀的現實。實際上，相當多來訪仙村的患者們都提到了腦疲勞。

　　由於腦疲勞的症狀並不明顯，因此很少人會發現自己處於腦疲勞狀態。而且，大部分的人都以為只要身體休息就能消除所有疲勞。但是，那並不是真正的休息，反而只是掩蓋住疲勞、默默地使疲勞加重罷了。想要消除腦疲勞，需要與消除身體疲勞時全然不同的、具有科學性的休息法。

　　本書將為各位介紹營運仙村的這十一年來，我與同事們在目睹過無數的疲勞類型、苦思過各種休息法後，一同研究出來的「最棒的腦休息法」。

　　雖然稍後會在本文中詳細說明，但簡單來說，想要消除腦疲勞，必需從各種層面、以科學的方法解決這個問題。光是談到睡眠，我就要告訴各位，比起毫無規畫地直接增加睡眠時間，重要的是會分泌出生長激素的「最初 90 分鐘的睡眠」，所以我們寧可減少睡眠時間，也要提高睡眠品質，因為這對消除腦疲勞更有幫助。

　　在營養學方面也一樣。比起以消除疲勞效果而廣為人知的食品或藥品，我們平時吃的雞胸肉富含的成分能更有效地消除腦疲勞。此外，我將為各位介紹最新的冥想法，幫助各位將受到壓力

而陷入興奮的身體轉換成感到舒適安寧的休息模式。本書也將介紹各種能在日常生活中做到的腦疲勞消除法。

我當然也會說明我在仙村領悟到的自然療癒法擁有的力量。

2013 年，我在大眾對「腦疲勞」概念還感到生疏時發行了拙作《腦力革命》（뇌력혁명）後，轉眼間已經過了五年。雖然當時致力於介紹與腦相關的最新學說，但在日新月異的腦科學面前，「最新」這個詞早已黯然失色。此外，全世界對腦疲勞的關注度也正日益上升。在已開發國家，腦疲勞問題已被視為國家課題，各國政府正持續發表各種研究結果，並對此提出對策。

但是，韓國明明被稱為疲勞社會，在腦疲勞方面卻還沒跟上已開發國家的腳步，政府似乎還沒有餘力去關注腦疲勞。幸好最近各大學和民間團體都在活躍地進行研究，希望本書也能對相關研究稍有助益。也希望不知道腦疲勞嚴重性的讀者能透過本書認識腦疲勞，並藉由預防、克服腦疲勞，戰勝各種生活習慣病。

為了使本書得以出版，仙村及 Serotonin Culture 的工作人員都付出了相當多的努力。我也不會忘了從蒐集資料到修改原稿都陪伴著我的腦疲勞研究會的成員們，以及在炎熱的夏天，汗流浹背地整理資料的研究人員們付出的辛勞。此外，我想對在艱苦的環境下，仍不吝支援仙村的大雄製藥尹在勝會長的厚意，在此深表謝意。

最後，我還有一位想感謝的教授。那就是監修了本拙作的韓國腦科學界的權威徐柳勳教授。多虧有教授幫忙補充、修改不足之處，本書的完成度才得到了提升。我再次衷心感謝徐柳勳教授身為嘉泉大學腦科學研究院院長，仍在奔波忙碌之中撥出寶貴的時間。

李時炯

2018 年 3 月　於仙村

# 由腦科學先驅所開的「腦休息處方箋」

　　身為精神科專科臨床醫生，李時炯教授卻特別關注腦科學領域。對於腦科學，李時炯教授擁有相當敏銳的眼力及熱忱。他在現在的江北三星醫院任職時，不僅企劃了一系列的腦科學講座，還聘請我到處演講。

　　腦科學是在最近才變成了精神科課程的必修科目。然而早在 1960 ～ 1970 年代，當精神分析學還是精神科的主流時，李時炯教授就已經努力不懈地研究了腦科學領域的知識。雖然李教授的著作主要是為了大眾所寫的精神醫學散文，但他的書都是以腦科學知識為基礎，再結合臨床醫學所寫的著作。而李教授創立的 Serotonin 健康夏令營和 Serotonin Culture 也同樣都是基於腦科學知識營運的。

　　李時炯教授很擅長用簡單的話說明既陌生又困難的腦科學，讓一般人也能輕鬆地理解。因此，無論是誰都能透過李教授的著作輕鬆接觸覆蓋著層層面紗的腦科學。

　　這次出版的《腦科學權威的最高休息法》一書也專門在探討

腦科學。本書不僅將許多學者們的研究整理得一目了然，也詳細說明腦疲勞會對我們的健康造成什麼影響。

此外，本書透過豐富的臨床經驗，告訴讀者該怎麼預防腦疲勞、得到真正的休息、保持健康，相當具有說服力。

非常高興我能以審校者的身分參與這份有益於眾多讀者的工作。其實，與其說是審校，我在這段時光一起學習、研究了不少知識，獲益良多。即使到了八十五歲，李時炯教授仍不斷追求自我成長、出版巨作，我向李教授如此努力不懈的學習熱情獻上敬意，並就此結束審校。

徐柳勳

嘉泉大學腦科學研究院院長

# 大腦保健是二十一世紀最重大的醫學難題

　　我們常常納悶：「如此注重養生保健，為什麼還是失眠疲憊」、「事業成功家庭美滿，為什麼卻不快樂」。隨著醫學的進步，我們已經知道壓力相關的憂鬱、焦慮、記憶、情緒等心理疾患，都是大腦健康的警訊，而當人類在未來二十年可以利用再生醫學和精確醫學達到長壽的目標時，醫學就只剩下大腦保健的難題！

　　身為第一線的精神科醫師，我發現病患「睡不好」、「睡不夠」、「淺眠多夢早醒」；甚至「越睡越累」、「白天疲倦」、「假日補眠」……，已經是就醫「常態」。根據台灣睡眠醫學學會統計，台灣民眾每五人就有一人有慢性睡眠障礙，隨著社會老化，失眠比例也越來越高。然而，台灣受限於醫療保險制度，順從「病患的就醫偏好」來「論量計酬給付醫療診所」，間接導致鎮靜安眠藥濫用的問題，造成使用鎮靜安眠藥人口超過 418 萬人（2019 年健保署統計），全國每 5 人就有 1 人用藥。鎮靜安眠藥

可以迅速改善失眠和焦慮，但卻不能治療核心問題，長期使用不但造成藥物成癮，更會提高各類生理疾病和意外事故的風險，因此，台灣睡眠醫學會、台灣精神醫學會與台灣成癮學會都曾為此向衛福部提出警訊。

實證醫學對於失眠或疲勞的第一重點放在「找出潛在病因並治療核心問題」，而其中最常見的就是以憂鬱症及焦慮症為主的身心疾患。一項國際知名報告指出，台灣常見身心疾患在二十年內盛行率增為兩倍，期間自殺率、失業率、離婚率皆平行升高，來自台灣的研究和經驗，應該帶給全世界更「全面性、整體性」的思考：追求社會進步和經濟成長，而犧牲「精神健康」的嚴重問題。

在這本書中所強調的重點，「睡眠品質的提高」、「消除疲勞的營養學」、「獲得內心平靜和滿足的正念冥想法」以及「日常生活的腦疲勞消除法」，都是我平日建議病患常用的方法。不論在診間、講課或國際會議中，我都會不斷強調：除了藥物，自然療法是不可忽略的方式。從「生活型態區分工作與休閒」、「快節奏察覺與調整」、「如何補充大腦的營養」到「靈性與精神鍛鍊促進心靈滿足」，這些書中的寶貴建議，都大大彌補了哈佛大學所推薦的基本健康習慣（不抽菸、不酗酒、不過重、健康飲食、運動）之不足！因為生命的目的，不僅僅是「不生病」，更要擁有身心健康和快樂。

「得天下英才而教育之，一樂也」，在大學醫院工作不但行醫救人，更能和聰明絕頂又努力不懈的學生、醫師及教授一同學習。但也因此，我經常看到社會上認為最頂尖的天之驕子、最有成就的教授、名醫，反而最容易陷入最嚴重的身心問題。預防重於治療，因此我常常勉勵醫學生和研究生，要及早養成良好的健康型態，不僅可以照顧自己，更可以以身作則，給家人、學生及病患更全面的照顧！（更多身心保健文章可參考蘇冠賓醫師部落格：https://cobolsu.blogspot.com/）

蘇冠賓

台中中國醫藥大學身心介面研究中心主任、精神醫學教授、

台灣營養精神醫學研究學會理事長

# PART: 打造不會疲勞的身體與腦的休息革命
# 5

# PART
# 1

各位的休息方法錯了

十一年來，我在仙村遇到許多患者訴苦說自己覺得很疲勞。診察過後，我得到了一個結論：感到疲勞的，並不是他們的身體，而是更加根本的器官——腦。

# 安靜的破壞者：腦疲勞

　　早上上班時間去看看地下鐵，就會發現大家都死氣沉沉的。明明才醒來沒多久，卻有一半的乘客都在睡覺或打瞌睡。看著那些無力的肩膀，就會覺得好像所有人都背著一個看不到的笨重行李。這讓我不禁擔心，大家拖著那麼疲憊的身體，今天要怎麼去做有創造性、有生產力的工作呢？應該說，他們能安然度過今天嗎？

　　雖然可能會有人問「這關我什麼事」，但這並不光是個人的問題。我們正活在一個需要疲勞地活著的社會，所以這是我們不能輕忽、極為重要的課題。

　　過去半個世紀，韓國人沒日沒夜、拚了命地一路向前衝。在經濟合作暨發展組織（OECD）國家中，韓國的勞動時間最長，又沒有休息日，而這樣的生活持續了半個世紀。多虧了這樣的努力，韓國才得以達到超高速成長。

　　但在高速成長的同時，無可避免地會伴隨著黑暗面。為了適應時時刻刻都在變化的社會，我們必須度過忙得暈頭轉向的每一

天。所有人就像是抱著「要是拖拖拉拉，說不定就會被送進博物館」的不安感，無一不向前衝。「快點快點文化」可以說是韓國在這樣的時代與社會背景下，自然而然出現的產物。

因為工作時間不夠，大家加班就跟吃飯一樣稀鬆平常。再加上會使我們陷入緊張狀態的交感神經（會使心臟強烈、快速地收縮，並使血管收縮、瞳孔擴大等的神經）占上風的生活不斷持續，壓力就如同洪水般撲向了我們。

連身體都被摧殘這樣，更不要說是腦了。

為了跟上快速變化的社會環境，我們片刻都不能休息，腦也因此一直飽受疲勞之苦。特別是為了吸收新登場的 IT 產品一整天為我們帶來的如瀑布般湧入的資訊，腦從很久以前就開始完全陷入了 groggy 狀態（注：拳擊用語，指受到重擊後無法控制身體而搖搖晃晃的狀態）。

## 腦中的緊急警報正在響

在韓國，有幾個因素特別容易使腦疲勞。

首先是「年紀帶來的危機感」。

人們感覺到的疲勞程度會因年齡而有所差異。根據研究報告

顯示，腦疲勞在邁入中年後會變得更嚴重。卡爾‧榮格將人生的轉折期、四十歲左右稱為「人生的正中午」，實際上，我們會在四十歲左右回顧前半段人生，並慎重地計畫後半段人生。這時，我們很有可能會需要面對理想與現實之間產生的矛盾及混亂。因此，發展心理學將這個時期遇到的各種危機統稱為「中年危機」。在這個時期，除了各種壓力引起的精神上的危機感，我們還會碰上名為更年期的生理變化，腦的疲勞指數也會因此而明顯上升。

第二是「職業壓力」。

腦疲勞的程度會根據職業而產生差異。在調查過來訪仙村的人們後，我們發現教師、公務員、護士、IT 產業等職類的壓力特別大。在這些人當中，多虧了目前正在 250 所中學實施的「Serotonin Drum Club」，我們有了能密切觀察教師的機會。實際上，教師們的腦疲勞相當嚴重，非常令人擔心。除了學業指導，教師們還要面對與家長們相處、寫各種報告等壓力，一整天真的過得非常忙碌。其中，負責最難教的中學生的教師們，每天都過得像是在打仗一樣，因此腦疲勞極為嚴重。

第三是「快速變化的社會」。

面對低生育率及人口懸崖、超高齡社會、核心家庭的單人家庭化等時時刻刻都在變化的社會，我們並沒有做好準備。我們必須關注因為無法適應這些快速變化的社會而導致的腦疲勞。最近

的新聞中常常會出現「孤獨死」這個詞。韓國目前單人家庭逼近
520 萬戶，一個人生活並死去的孤獨死現象已不再罕見。我們的
社會正在邁入這種缺乏了人類原始本能中群聚本能的孤獨社會。

第四是「國際化壓力」。

國際化是全球趨勢，這個事實不可爭辯。但國際化也伴隨著
無數的壓力。舉例來說，英文自卑情結就是一個例子。現在，
彷彿只要不會英文就會被視為無能。實際上，不僅是學校成績，
英文分數在就業和評估工作能力時也都占相當大的比例。在這樣
的現實中，腦疲勞當然會加重。此外，新聞每天都在報導環境變
化、安保、外交、貿易等隨著國際化而引發的全球問題，也都是
使我們的腦感到疲勞的原因。

與過去任何時候相比，像現在這樣以光速變化的環境對我們
來說是份重擔，而腦越是敏感、脆弱的人，越無法在這樣的社會
環境中維持健康的狀態。就好像有個緊急警報在響一樣，我們的
腦中也有一個警報正在大肆作響。


## 韓國人特別容易腦疲勞的原因


只要跟著平凡的上班族度過一天，就能知道我們的腦受到多

少折磨。

一大清早，我們被鬧鐘聲挖起來。接著，一想到「要是上學、上班遲到就糟了」，內心開始變得很焦急。勉勉強強爬起來後，都還沒來得及放鬆僵硬一整晚的身體，我們就又是洗臉，又是狼吞虎嚥地吃下早餐，並匆匆忙忙地出門。像這樣，我們幾乎每天早上都無意識地在奔波忙碌。悠閒的早餐時光更是連想都不用想。

可是，我們只有早上忙碌嗎？到了職場會更忙碌。職場簡直就是戰場。上班時段的奔波只不過是開端罷了。為了在一整天都要「快點快點」的戰場中存活下來，我們必須拚命地向前衝。不管時代再怎麼改變，要求「快點快點」的現象只有變得越來越嚴重，可以說是韓國人的不治之症。

我會刻意強調這是一種病是有理由的。在醫學上，健康指的是「優質的血液充分循環至每個細胞的狀態」，生病則是「血液品質及血液循環變差的狀態」。當交感神經的興奮狀態持續太久，心臟、胃、內臟會出現問題，進而導致血液品質和血液循環因為血管收縮而變差。

讓我們來看看下一頁圖中人生氣時的身體狀態。

我們越是奔波忙碌、越是被時間追著跑，身體就會承受越多壓力，而腦的下視丘會感知到壓力。如果沿著壓力路徑（黑線）走，就會發現壓力與副交感神經路徑（實線）、交感神經路徑

（虛線）相連。雖然這兩個神經平時會維持絕佳的平衡，但如果感受到壓力，交感神經就會占優勢，要是這種不平衡狀態長期持續下去，就會影響內臟，最後引發疾病。

當然，我們不會因為生氣或著急就立刻生病。但如果興奮狀態長期持續下去，我們不久之後就會因為腦疲勞累積而失去健康，嚴重的話還有可能罹患糖尿病、高血壓、癌症等難以康復的疾病。

## 人生氣時的身體狀態

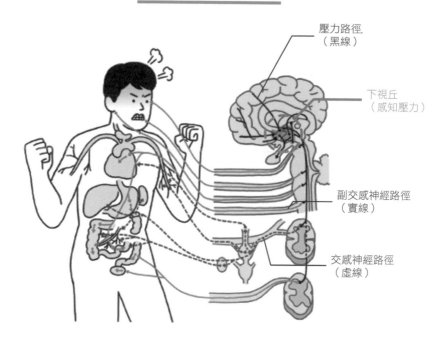

壓力路徑
（黑線）

下視丘
（感知壓力）

副交感神經路徑
（實線）

交感神經路徑
（虛線）

問題是，現代人早已視忙碌為理所當然，無法悠閒地過日子。我在此試著將現代人忙碌的生活誘發疾病的過程整理成了下圖。

　　雖然後面會再說明，但如果要打破這種惡性循環，就必須要每天反覆告訴自己「從容地慢慢來」。這句真言（mantra，有「能造成精神上轉變或物理上變形」的涵義）背後的意思是，「pali pali」（快點快點）這個嚴重到被登載於大英辭典、韓國人特有的急躁個性必須消失，我們才能變得健康。令人感到羞愧的是，當外國學者們看到韓國醫生們對這種國民病坐視不管時，都會張口結舌，說他們無法理解。

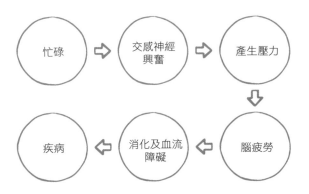

## 腦討厭不上不下的事

各位看過農夫在大麥田鋤草的樣子嗎？

農夫在大麥田鋤草時，明明就是在工作，但與其說給人忙碌的感覺，不如說看起來很悠閒。幾個農夫雖然笑著工作，但有時候會在壟溝上坐成一排，時而發牢騷，時而埋怨自己有多命苦。如果有時間，他們會吃點東西、餵孩子喝奶或睡個午覺。我們會搞不清楚他們到底是在工作，還是在遠足。因為種田畢竟並不是只要集中精力去做就能馬上完成的工作，所以大家多少會做到差不多就休息、拖拖拉拉。

雖然這數十年來，因為都市化和機械化的關係，已經變得很少能看到農夫親自下田鋤草的風景，但大概是因為這種習性被烙印在基因裡的關係吧？蛻變成上班族的大多數韓國人似乎原原本本地繼承了農耕時代在大麥田鋤草時的傳統。我指的是分不清楚工作和休息時間，像個半調子抓著工作不放。所以，雖然大家看起來似乎一整天都沒有休息、像是被追著跑一樣忙碌地工作，但工作效率卻不怎麼高。

相反地，西方人通常會區分工作和娛樂。工作的時候只專注於工作、全力以赴，休息的時候則會一邊喝咖啡，一邊悠閒地聊天。

那麼，站在腦科學的角度，誰的作風比較理想呢？

當然是明確區分了工作和休息的那一方。既不像在工作，又不像在玩的狀態乍看之下似乎很從容，其實只會讓腦變得疲憊。我們的腦非常討厭不上不下的狀態，因為腦會不知道要以哪一邊為基準進行調整。根據最新的腦科學研究顯示，腦就算在恍神的時候，也跟有意識地集中注意力時一樣，會消耗大量的能量。至於相關內容，我會在第二章仔細說明。

儘管如此，加班似乎已經變成了日常的辦公室風景，絲毫沒有要改變的跡象。這與在工作時間專注於工作、乾淨俐落地完成工作後準時下班的西方職場截然不同。要是生產力跟我們忙碌的程度成正比那該有多好呢？但韓國生產力本部（KPC，Korea Productivity Center）的調查資料顯示，2015 年韓國的每小時勞動生產力為 33.8 美金（截至 2018 年 3 月），在 35 個 OECD 國家中排名 28、位居中下，遠不及位居第一的盧森堡（82.5 美金）與 OECD 國家的平均值（46.7 美金）。

# 韓國為什麼
# 會變成疲勞社會？

在這裡，讓我們先了解一下神經傳遞物多巴胺。我們的腦會釋放五十多種神經傳遞物，而根據我們的心情，腦會分泌出不同的物質。

簡單地說，多巴胺是一種快樂荷爾蒙，但它同時也是一種會讓人上癮、危險的荷爾蒙。腦會在當我們認真工作得到回報，心情變好時分泌出多巴胺。如果我們認真工作，就會被上司稱讚，業績就會上升，我們也會因此更認真工作。因為高興，我們幹勁十足、更想要工作。因此，多巴胺又被稱為幹勁荷爾蒙。

問題是，多巴胺是一種不懂得停止的荷爾蒙，它會不斷地追求更大、更多、更高的事物。人類的慾望會越填越深，正是因為多巴胺。如果這種慾望沒有被滿足，我們馬上就會不滿、抱怨。腦當然不可能會喜歡這狀態。

## 沒有煞車的多巴胺社會

就算說韓國人的一天是追求更大的刺激及填滿慾望的反覆循環，也絕非誇大。

在職場，為了比任何人更快成功、更快升遷，又因為被成功與升遷所帶來酥麻的勝負慾和成就感淹沒，許多人都會照三餐加班。雖然有公司會強行要求員工加班，但也有不少人會為了跑在同事前面而主動加班。

像這樣「快點快點」成功後賺的錢，又會為了得到高度的滿足感而被花掉。

去百貨公司看看吧。裡面陳列著許多貴到會讓人下巴掉下來的衣服。而許多一個月在職場賺 200 萬～ 300 萬韓元（注：約為新臺幣 55,000 ～ 82,000 元）的年輕人正忙著刷卡買名牌。接著看看餐廳，一餐超過 10 萬韓元（注：約為新臺幣 2,700 元）的壽司店和餐廳裡坐滿了客人。我甚至聽說因為有客人不喜歡價格低廉的餐廳，所以有的主廚會故意提高價格。

再看看讓韓國社會生病的公寓。人們都說有錢在首爾市江南區買一棟公寓，就能在地方都市買十棟公寓，差距非常驚人。就像這樣，財富集中現象變得越來越嚴重，「無論如何都要成功，在江南買房」因此成了不少人的人生目標。這些人就像是坐上了

一輛名為慾望、沒有煞車的汽車盡情地向前衝，卻不知道會奔向何處。

這樣最後當然會出問題。慾望宛如無底洞卻無法填滿，我們當然就會不滿、抱怨，而當不滿累積到一定程度，就會覺得生氣。若無處宣洩憤怒，最後就可能會揮刀攻擊毫無關係的人。因為一點芝麻蒜皮的小事，事故不斷地發生，這一切都是韓國社會多巴胺過度作用、令人感到羞愧的真面目。

多巴胺會命令腦不要休息、要一直工作。明明任誰看都覺得已經做得夠多了，多巴胺卻會吶喊還不夠，一直催促我們。到了這種地步，我們都可以說是多巴胺上癮了。會多巴胺上癮，是因為我們無法滿足於普通的結果，而這只會導致永無止盡的競爭。如果去觀察現代文明面臨的問題「無限競爭」，就會發現它也是多巴胺引起的反效果。

多巴胺絕非我們能不勞而獲的東西。我們必須拚命挑戰，並在戰鬥中獲得勝利，才能感受到多巴胺帶來的快感。但「多巴胺貪念」、「多巴胺文化」氾濫的個人或社會卻不可能給人舒服的感覺，因為凡事都得競爭才行。

我敢說，我們現在活著的疲勞社會和壓力爆炸時代，全都是為了追求滿足「多巴胺貪念」而激烈競爭的社會所引起的反效果。

因此，為了減少腦疲勞，我們必須先減少過多的貪念。本書

後半段會著眼於「書生精神」也是因為這個原因。對此，我會在第五章仔細說明。

# 來訪仙村的
# 「腦疲勞」患者們

「好累。」

我們總是會把這句話掛在嘴邊，然後接著說「好想好好休息一個月」、「好好睡一覺應該就好了吧」，但是，真的只要好好休息就能消除疲勞嗎？不幸的是，並非如此。

去看看我們的日常生活吧。如果我們累了，就只會睡覺、吃補品或服用市面上販賣的疲勞消除劑，而不是去認真思考我們會疲勞的真正原因。

十一年來，我在仙村遇到了許多患者訴苦說自己覺得很疲勞。診察過後，我得到了一個結論：感受到疲勞的，並不是他們的身體，而是更加根本的器官——腦。

明明真正該休息的器官是腦，我們卻只是胡亂睡覺，或去吃效果並未得到證實的食物和來路不明的的疲勞消除劑。這樣當然無法消除疲勞。

那麼，腦為什麼會變得這麼疲憊呢？

## 真的感到疲憊的不是身體，而是腦

　　現代社會疲勞的原因，早在很久以前就從體力勞動變成了腦力勞動。韓國是在 1960 年代工業化開始後，從肉體疲勞快速轉變成了腦疲勞。而隨著近幾年 IT 化，韓國踏入了真正的腦疲勞社會。

　　這種現象並不只局限於韓國，已開發國家也處於相同的情況。腦疲勞不僅會使生產力下降，也被視為導致健康惡化的元兇。而這種現象已經漸漸嚴重到了必須由政府提出對策的程度。為此，美國從 1984 年起開始正式研究慢性疲勞症候群，也取得了許多研究成果。日本也於 1991 年，在厚生勞動省的主導下開始進行大規模的研究，現在還創立了國際疲勞研究中心，在國際間享有權威。

　　與之相比，韓國的疲勞問題明明與已開發國家一樣嚴重，政府卻還沒有開始正式進行研究。韓國健康保險審查評價院的調查結果顯示，2003 年因為持續 6 個月以上的慢性疲勞而就醫的患者達 4 萬 5 千人，2006 年達 8 萬 3 千人，2008 年則突破了 10 萬人，可見慢性疲勞正在持續增加。不幸中的大幸是，至少最近有相關領域的專家們成立了研究會。我也曾在 2013 年，整理了我在仙村碰到許多「說不上是患者的患者們」的經驗，出版了拙作

《腦力革命》。

　　如果要研究腦疲勞，不僅要對「整個腦」進行研究，還必須綜觀「整個社會」。此外，更重要的是關於「消除」腦疲勞的研究。雖然休息對疲勞來說很重要，但腦疲勞並不是只要休息就會消失的東西，問題並沒有那麼簡單。因此，本書將著重於該怎麼休息才算真正的休息，以及該怎麼休息才是具有科學性的疲勞消除法，為各位作說明。

# 不要毫無計畫地休息，
# 要科學性地休息

為了減少腦疲勞，我們該怎麼做呢？

我們身體的神經分成兩大種，一種是能讓手腳依我們的意志運動的體神經，另一種是不理我們的意志，依自己的節奏運動的自律神經。

在這兩種神經中，與腦疲勞有密切關係的是自律神經。自律神經主要分布在與生命活動有關的內臟中，並分成功能相反的「交感神經」和「副交感神經」。交感神經大多會在我們白天活動的時候活躍，而副交感神經會在我們舒服地休息或睡覺的時候活化。

這兩種神經會根據我們身體外的情況努力調節、運作，使彼此自動達到平衡。舉例來說，在做激烈運動時，交感神經變得活躍，手腳肌肉會因此變得有力氣。相反地，在做靜態動作時，我們的內心會因為副交感神經運作而變得平靜，內臟活動則會增加。

像這樣，這兩種神經像是在玩跳跳板[1]，一邊上去，另一邊就會下來。兩種神經的活性大概相差 30% 左右。比如說，白天交感神經占優勢時，其與副交感神經的活性比例為 7 比 3，到了晚上則會顛倒過來。

假設天氣炎熱、我們全身無力，但因為已經和朋友約好了，不能打破約定，所以只好勉強去打高爾夫球。此外，我們還加了名叫「打賭」的惡劣條件。要是高爾夫球打得不盡人意又輸了錢，我們會變得怎樣呢？要是在又累又疲憊的狀態下，咬牙把高爾夫球打下去的話，又會變得如何呢？在這種情況下，交感神經會變得興奮無比，腦會突然變得很疲勞。要是一個不小心，我們還有可能會與好朋友反目成仇。

我們稱這種狀況為「壓力」。當然一場高爾夫球不是那種會攸關性命的大問題，但要是這種疲憊的狀況長期持續下去，自律神經就會因為平衡被打破而失衡。

這個時候需要的就是「科學性地休息」。

我們必須鎮定興奮的交感神經、活化副交感神經，進行根本性的治療。腦疲勞其實是過度使用自律神經，特別是交感神經而造成的疲勞所導致的。

---

1　跳跳板：韓國傳統遊戲。過年、中秋等重大節慶時，女孩們會站在長木板兩端輪流地跳的遊戲（想像成是站著玩的蹺蹺板會比較好理解）。

## 看似一樣，其實不太一樣的
## 壓力和腦疲勞

讀到這裡，讀者可能會很容易就斷定「原來壓力就是腦疲勞」。但事實上，這兩者不太一樣。

當我們感受到壓力時，交感神經會變得興奮，肌肉會因此變緊張、內心也會感到激動或不安，身體和心理會出現不適的症狀。如果陷入那種狀況，我們會為了消除壓力休息一下或睡覺等，做出合適的應對。

然而，腦疲勞卻沒有明顯的症狀。由於腦疲勞不像我們有壓力的時候，會使我們明顯感到不適，所以很容易被忽略。因此，我們又稱腦疲勞為「沒有疲勞感的疲勞」。腦疲勞只是症狀並不明顯而已，實際上，我們的腦的確會感到疲勞。要是放著不管，讓腦疲勞不斷累積，最壞的情況可能會導致過勞死。

但其實，我們沒必要刻意將兩者分開思考。總而言之，腦疲勞起因於壓力造成的用腦過度。我只是擔心各位因為腦疲勞和壓力不一樣，不會使身體和心理出現特別明顯的症狀，就無視腦疲勞，才會在此說明這兩者的差異。

## 壓力的兩條路徑

感受到壓力時，腦的下視丘會受到影響。由於自律神經司令部位於下視丘，因此下視丘會敏感地感知到壓力，並對全身下達指示，做出合適的應對。這時，會出現兩條路徑。

### 1. 受到輕微但長期的壓力時

受到輕微的壓力時，腦的前額葉皮質會做出應對。這時，大部分應對會在腦中進行。不顯露情緒、忍耐就是代表例子。這時，壓力會刺激腦幹的縫核、抑制腦分泌出幸福荷爾蒙「血清素」。

如果腦不分泌血清素或血清素的活性下降，我們會變得情緒化、不安、焦躁、憂鬱。也就是說，我們會罹患慢性壓力症候群，是因為陷入了慢性交感神經占優勢的狀態。這種情況當然也會給位於下視丘的自律神經司令部帶來慢性影響，導致腦疲勞。

### 2. 受到突如其來的壓力時

如果遇到突如其來的壓力，身體不會採取上面緩慢的方法。舉例來說，當陷入遇到強盜等危急狀況必須「戰鬥或逃跑」時，我們可沒有時間和額葉商量，海馬迴和杏仁核必須立刻反應並行

動。也就是說，腦必須動員所有交感神經分泌出緊急壓力荷爾蒙，以應對緊急狀況。這種反應會透過腦下垂體，分泌出腎上腺皮質會分泌的壓力防禦荷爾蒙「皮質醇」。

如果危急情況結束，緊急反應也會結束。但是，有些人會一直受後遺症所苦，當再次碰到類似的情況，就會無意識地做出當時的緊急反應，我們稱之為創傷後壓力症候群（PTSD）。

無論是慢性壓力還是急性壓力，下視丘承受的負擔都會造成腦疲勞。而為了用科學性的方法減少腦疲勞，我們必須避免過度使用交感神經，並活化副交感神經，努力減少壓力。

## 如果要消除疲勞，
## 就提升副交感神經的作用吧！

那麼，為了維持身體健康、消除腦疲勞，自律神經中的副交感神經扮演著什麼樣的角色呢？只要想想能使身體維持健康的兩個條件，就能找到答案。

## 1. 製造新鮮的血液

血液的品質由腸道決定。腸道的主要功能是消化、吸收養分，它同時也扮演著決定血液品質的重要角色。因此，腸道環境好，才能製造出乾淨的血液。這也是為什麼腸道對皮膚美容有很大的影響。

而負責控制、調節腸道活動的，正是自律神經。特別是副交感神經會幫助腸道活動，提升血液品質。

但是，如果過勞、有壓力或吃完東西後做激烈運動，我們的身體會變成交感神經占上風的模式。而副交感神經減少作用的話，腸道的活性也會跟著降低，並製造出劣質的血液。

因此，如果要製造出健康的血液，就必須讓副交感神經占優勢。我們必須好好休息、取得優質睡眠，並讓內心感到舒服、從容，使副交感神經活躍運作。這樣，我們的身體才能製造出乾淨的血液。


## 2. 血管必須要強壯

如果要搬運優質的血液給細胞，必須要有良好的血液循環，而這也是副交感神經的工作。

血液循環要好，必須要有強壯的血管。血管扮演著將血液送到身體每一個角落的末梢組織細胞、穩定地供應養分和氧氣、回收廢物的角色。要注意的是，99% 的血管是微血管。由於微血管

像毛一樣細，因此又稱為毛細血管。但實際上，微血管比毛還要細數十倍。因此，為了使面積比微血管大的紅血球、白血球等物質能在微血管中移動、順利搬運養分，微血管本身必須要柔軟有彈性。

在交感神經占優勢的有壓力狀態下，血管會收縮，血液循環會變差。因此，我們必須要提高副交感神經活性，保持自律神經平衡，才能使身體維持健康。

另外，自律神經研究專家小林弘幸指出，交感神經的功能會從二十幾歲開始衰退，副交感神經則是從四十幾歲才開始快速衰退。隨著年齡增長，感到疲勞的人也越來越多，正是因為自律神經的總能量減少的關係。因此，我們也必須鍛鍊自律神經，增強復原力。本書會介紹六種鍛鍊自律神經的方法，詳細內容請參閱第四章的「自律神經訓練」。

# 能改變未來的
## 休息的力量

　　現代文明是基於深不見底的私念和無限競爭發展出來的結果，人類的物質生活因此變得富足，並得到了爆發性的成長。不曉得是幸還是不幸，韓國也搭上了現代文明的末班車，為了追上已開發國家而咬緊牙關，一路衝到了今天。為了不在好不容易搭上的末班車隊伍中落後，我們馬不停蹄地向前衝，就這樣，韓國一邊模仿已開發國家，一邊發展到了今天。

　　但是，我們還沒跳出模仿階段，第四次工業革命時代就降臨了。我們可以說第四次工業革命是始於腦科學的發展與革命。若沒有腦科學研究，就不可能發展出人工智慧；同樣地，沒有人能夠否認機器人和大數據也源自腦科學。

　　因此，如果想引領第四次工業革命，就必須在腦科學領域領先其他國家。我們不能跟著別人的腳步走，而是要引領他人。也就是說，腦科學研究是我們不得不面對的時代課題。

## 從模仿的時代走入創造的時代

目前，全世界的已開發國家都致力於腦科學研究。美國曾宣布 1990 年代為「腦的十年」，2013 年又宣布美國將在未來的十年，投資超過 42 億美元（注：約為新臺幣 1,305 億元）在「推動創新神經科技大腦研究」政策（BRAIN Initiative）。而歐盟擔心落後美國，也於 2013 年決定在未來的十年，投資 10 億歐元（注：約為新臺幣 348 億元）發展「人腦計畫」（Human Brain Project）。中國也一樣加快了研究腦科學的腳步。

為了跟上時代，韓國政府也正在展開各種活動。韓國政府於 1998 年制定了腦研究促進法，並成立了韓國腦研究協會等，透過各種努力，培養出了許多研究人才。 2011 年 12 月，韓國政府成立了韓國腦研究院，並將「十年後躍升為腦科學新興強國」設為目標，雄心勃勃地邁出了新的一步。

此外，韓國於 2018 年 5 月，首次舉辦了國際腦科學計畫 IBI 會議。韓國科學技術情報通信部也宣布設立從 2018 年起為期十年的第三次腦研究促進基本計畫。

在第四次工業革命時代，人文學科與腦科學一樣受到了重視。因為第四次工業革命時代不僅注重腦科學，還必須融合健康要素，以及涵蓋了語言、文化、歷史、哲學思考等廣範圍的人文

學科領域。實際上，只要去看看 CEO 們最近的聚會，就會發現大家都在學習人文學科，真可謂有先見之明。

這些研究和活動的最終目的都非常明確，那就是要從「模仿的時代」，完全轉變成「創造的時代」。


## 如何擁有現代人
## 必須具備的「創造力」？


今日，創造力是現代人一定要有的能力。

那要怎麼做才能擁有創造力呢？

隨著各種研究進行，市面上出版了各式各樣的相關書籍，想要有創造力，最重要的第一步就是「腦必須要活躍地正常運作」。

腦不可以疲勞。下午三點，在氣氛懶洋洋的辦公室裡、在腦疲勞極為嚴重的狀態下，別說要用創造性思維思考了，能不能好好工作都是一個問題。但是，為了跟上已開發國家的步伐，大部分的韓國人都因為用腦過度而受慢性疲勞所苦，而且還在用最沒有效率的方式工作。為了從模仿邁入創造的時代，為了加入已開發國家的隊伍，我們必須消除腦疲勞，也只有消除了腦疲勞，我

們才能在未來抓住機會。

創造始於腦。因此，腦當然要處於最佳狀態。我們需要的不是疲勞的腦，而是充滿活力的腦。這是在第四次工業革命時代，能使我們脫胎換骨、成為具有創造性的人才的關鍵。

# PART
# 2

關於真正的疲勞

各位必須要知道，我們感受到的疲勞並不是身體的疲勞，而是過度使用交感神經引起的腦疲勞。比起從事體力勞動的人，從事越多腦力勞動，就越是要注意腦疲勞。

# 就算休息了，
# 也不覺得真正休息了

　　曾經有一位金總經理來過仙村，他經營著一家約有 100 百多名員工的中小企業。

　　因為想要擺脫繁重的工作，好好休息一陣子，他來到了仙村。但是，他人都來了，卻沒能好好休息，就連散步的時候都會不時拿出筆記本忙著筆記。

　　「有兩個腦袋的男子」是金總經理的妻子替他取的綽號，因為他在家裡的時候也都只想著公司的事情。他來仙村的另一個理由，就是因為受不了妻子的碎碎念。

　　我觀察了在仙村仍舊看起來很忙碌的金總經理好一陣子。然後某一天，我向靠在樹上、又在筆記的金總經理問道：

　　「金總，您看得到那裡的山嗎？」

　　「嗯？當然看得到啊。」

　　「那這裡是哪裡呢？」

　　他似乎猜到了我這麼問的用意，難為情地笑了。

「博士您也真是的，幹嘛這樣呢？我這老毛病又犯了……真是不好意思。」

接著，他在猶豫了一會兒後，很快地吐露了心事。

「雖然我老婆都笑我有兩個腦袋，但像最近這種經濟不景氣的時候，就算有三、四個腦袋也不夠用。我當然也會累，也去過醫院，但醫生說這是慢性疲勞症候群，只是要我多休息。可是，就算我現在在這裡休息，我也不覺得真正休息了。實在不曉得為什麼會這麼累。」

其實理由很明顯。雖然金總經理人在仙村，但心卻不在這裡，就算身體在休息，心卻還在辦公室裡工作。金總經理不知道自己為什麼感到疲憊，他以為只要讓身體休息，疲勞就會消失。


## 本來以為
## 只要身體休息就好了……


通常當我們疲勞的時候，都會認為是身體感到疲憊。

確實，從事體力勞動後只要稍微休息就能輕鬆消除疲勞，但是，從事腦力勞動的疲勞性質完全不同。從事腦力勞動的人所謂的疲勞，指的是精神上的疲勞，這種疲勞並不會因為身體休息就

輕易消失，因為疲勞的不是身體，而是腦。腦疲勞非常地複雜，所以不太容易被消除。

韓國就業網站 JobKorea 以 1,324 名上班族為對象，針對「上班族疲勞指數」做了問卷調查。調查結果顯示，回答「非常疲勞」的上班族占了 46.5%，回答「很疲勞」的占了 48.5%，也就是有 95% 的受訪者都回答了「疲勞」，這代表每 10 個上班族當中就有 9 個人感到疲勞。

此外，當被問到原因，而且可以複選時，回答「就算休息了，也不覺得真正休息了」的占比最高（72.7%），其次是「因為工作量大，所以會一直想到工作」（37.1%）。

那麼，上班族最常用什麼方法克服疲勞呢？回答「喝咖啡等含咖啡因的飲料」的占比最高（54.5%）。

最後，受訪者根據至今為止的經驗，覺得最有效的疲勞消除法為「晚上睡很久」（36.0%）和「規律運動」（25.0%）。但是，上班族的平均睡眠時間卻低於成年人的建議睡眠時間 7 ～ 9 小時，僅達到 6 小時又 6 分鐘。[2]

如果分析上面的調查結果，針對上班族所感受到的疲勞，我們可以整理出下面幾點：

---

2 首爾市發行的綜合經濟日刊《The Financial News》〈95% 的上班族總是活在疲憊中〉，2016 年 7 月 19 日。

第一，大部分的上班族都感到疲勞。

第二，疲勞不會因為休息就消失。讓腦休息，也就是精神上取得休息相當重要。這也證明了疲勞的真正原因並非肉體疲勞。

第三，雖然上班族會喝冷飲或提神飲料等應急，但只有一時的效果，實際上對消除疲勞沒什麼幫助。

第四，明明很清楚睡眠對消除疲勞有效，卻無法充分取得優質睡眠。

第五，上班族並不曉得工作態度會導致腦疲勞。

通常，當我們感到身體疲勞時，我們會說是肌肉受到了損傷。但是，大阪外國語大學腦疲勞研究負責人，同時也是東京疲勞睡眠診所院長的梶本修身教授指出，實際上並非如此。梶本教授針對日本上班族疲勞指數的檢測結果顯示，正常狀態和疲勞狀態下的肌肉損傷程度並沒有很大的差異。檢測肌肉損傷程度的指標有 CPK（Creatine Phosphokinase，肌酸激酶）和 LDH（Lactate Dehydrogenase，乳酸去氫酶）兩種。讓實驗對象運動至感受到疲勞後檢測這兩種數值，發現兩種數值在運動前後幾乎沒有差異。當然，如果是在登山或做了激烈運動後檢測，肌肉的確受到了損傷，兩種數值也都上升了。但是，主要從事腦力勞動，只做輕度運動的人不但肌肉沒有損傷，兩種數值也完全沒有變化。

再讓我們看看其他研究結果。直到不久之前，人們都視「乳酸」為疲勞的代表性產物。在做比較激烈、耗氧量大的無氧運動

時，我們會使用就算沒有氧氣也會製造出能量的碳水化合物，這時候就會產生乳酸。因此，大家一直認為乳酸是疲勞產物。但是，最近的研究結果卻發現，一時增加的乳酸馬上就會被當作能量使用，反而有助於消除疲勞。也就是說，肌肉並不會因為乳酸增加而酸化。

那麼，使我們感到疲勞的真正原因到底是什麼呢？

## 交感神經過度運作會導致腦疲勞

打一回合高爾夫球需要 4、5 個小時。但是，在涼爽的秋天打出比原本實力還好的成績時，與在炎熱的夏天發揮不出實力時，兩者的疲勞程度是完全不同的。為什麼明明在一樣的高爾夫球場打球，卻會產生這樣的差異呢？如果是肉體的疲勞，那應該不管什麼時候疲勞程度都一樣，不是嗎？這反證了精神因素會對疲勞造成相當大的影響。也就是說，疲勞並非起因於身體，而是由腦引起的。

那麼，是腦的哪裡出了什麼問題，才會引起疲勞呢？

不管外部環境如何，我們的身體都會試著維持穩定的狀態。換句話說，我們的身體會試著去維持所有生物都遵守的生存法則

「體內平衡」（homeostasis）。如果體內平衡被打破，健康就會失調。因此，如果我們覺得熱，身體就會流汗、讓體溫下降；如果覺得冷，身體就會自行收縮、摩擦肌肉生熱；如果血糖降低，身體就會要我們去吃飯；如果口渴，身體就會要我們去喝水。

自律神經就是確實執行這一切功能的神經。舉例來說，負責在大熱天打高爾夫球時，使身體流汗、降溫等的神經就是自律神經。要是天氣又熱、心情又糟，卻又忍住這一切繼續打高爾夫球，交感神經就會過度運作，而這會造成非常大的壓力。最後，自律神經司令部所在的下視丘和前扣帶迴會直接受到影響，我們當然就變疲勞了。

如果這個時候結束打高爾夫球，就不會有太大的問題。但是如果硬打下去，就會出現大問題了。我們不僅會覺得身體好累，注意力也會下降、變得渙散，最後招致腦疲勞。這是無視「要我們不要再逞強、最好馬上停止」的警告所付出的代價。

各位必須要知道，我們感受到的疲勞並不是身體的疲勞，而是過度使用交感神經所引起的腦疲勞。比起從事體力勞動的人，從事越多腦力勞動，越要注意腦疲勞。

各位很有可能會想：「那麼，什麼事都不做直接讓腦休息，疲勞就會消失了對吧？」但是腦並沒有這麼單純。

理由我會在下一個章節說明。

# 腦的暗能量：DMN

　　腦雖然小，卻是非常消耗能量的器官，這是眾所皆知的事。華盛頓大學醫學院的馬庫斯・賴希勒（Marcus Raichle）教授發現，腦內有一個區域特別浪費能量，那就是名為 DMN（Default Mode Network，預設模式網路，發呆或做白日夢時會變得活躍的區域）的特殊神經迴路。

　　DMN 是「沒在做有意識的活動時也在運作」的大腦基本迴路。實際上，腦是一種就算我們不做任何事情發呆時，也會不斷運作的特殊器官。

　　各位想想看，就算我們的身體在休息，腦袋裡還是會有各種想法浮現又消失，那些想法可能是無可奈何的過去，也有可能是對未來的擔心。我們甚至會在需要去除心中雜念的冥想時，讓各種想法出現又消失。

　　研究結果指出，就算是一整天都認真工作的人，DMN 處理的事同樣占了腦一整天所做的事的一半以上。

　　按常理來說，各位應該無法輕易接受「腦竟然連休息時都在

活動」這個事實。1995年，當紐澤西理工學院生物工程學教授巴拉特‧畢斯瓦（Bharat Biswal）第一次提出這個主張時，沒有人仔細聽他的話。一直到2001年，當馬庫斯‧賴希勒教授提出「DMN概念」時，這個事實才開始受到學會的矚目。兩年後，史丹佛大學神經科學學者麥可‧格雷希斯（Michael Greicius）提出了確鑿的證據，並以腦科學的方式證明了這個事實，因而引起了巨大的反響。在這之後，眾多學者們也陸續發表了無數篇研究論文。

不過，重要的是DMN消耗的能量。根據研究顯示，DMN消耗的能量足足占全腦所消耗能量的60～80%。而當我們有意識地去做某件事時，我們所需要的能量只多了5%。這個事實真的很令人驚訝。DMN簡直把能量都浪費在沒有意義的事情上了。此外，我們也可以說這證明了腦疲勞真正的原因出在DMN。發現了DMN的馬庫斯‧賴希勒教授借用了天文學用語，將這種現象取名為「腦的暗能量」。

## 從能量浪費者
## 變身為具有創造力的天才

　　但是，最近的研究結果卻陸續顯示，DMN 並非只會單純浪費能量，它也提供許多正面功能。舉例來說，我們深夜躺在床上的時候，會整理今天的經歷和思緒，並煩惱明天要做什麼才好。有時候，我們明明抱著難題與苦惱入睡，但隔天早上起來，昨天的問題卻早已迎刃而解。專家們稱這種現象為「sleep on it」，這是個有趣的科學說法，意思是「在問題上面睡覺吧，那麼問題就會解決」。只是睡了一覺而已，原本想破頭也想不出答案的問題卻「自動」解開了，這是腦在晚上也運作著的關鍵證據，而這也意味著 DMN 不是能量浪費者，相反地，它在我們做具有創造性的事情時扮演著重要的角色。

　　天才大多過著孤獨的生活也是有理由的。因為我們必須要自己一個人，DMN 才能自由地進行各種活動，並在腦中的記憶倉庫裡做出各種組合。

　　腦內長期保管著許多資訊、知識、經驗、記憶等東西，因此就宛如熔爐般，流動性非常高。記憶和資訊並不會原原本本地被存下來，而是會不斷地被編輯，有時候甚至會被儲存成與最初的記憶完全不同的記憶。在那個過程中，原本的資訊和記憶會與各

種東西結合，組合出具有全新意義的東西。在腦科學，我們稱這種現象為「心智游移」（mind wandering），意思是「不斷游移的心」。由於我們會在這個時候想到絕妙的想法，因此學術界認為DMN 與創造力有非常密切的關係。

在這裡，讓我站在腦科學的角度，為讀者說明 DMN 是如何執行具有高度創造性的工作。如同第 59 頁的圖所示，DMN 並不會單獨運作，它會與其他兩個重要的迴路一起運作。

隨著腦科學日益發達，有許多研究報告指出，人越是動腦，腦內特定區域的血流會增加與活化。但是，腦本身的構造複雜，比起只有特定部位單獨活化，相關的迴路也會跟著一起運作。

DMN 也一樣。DMN 與其他神經網路，例如 SN（Salience Network）和 CEN（Central Executive Network）關係緊密。

SN 是一種為了消除腦疲勞與恢復，與 DMN 有關聯的迴路。SN 會在感知到內部及外部的資訊後，轉換（切換 ON 與 OFF 信號）成 DMN 或 CEN，並且會提高同理心。CEN 則扮演著工作記憶（working memory）的角色，它同時是一種會調整人類最高階段的思考、感情、行動等的迴路，它會計畫該做的事、下決策，並為了那件事集中注意力。

## 與 DMN 一起運作的 SN、CEN

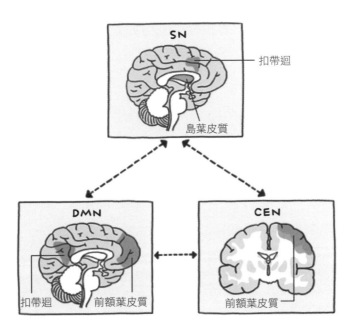

　　如果用棒球比喻，SN 是總教練，CEN 是一流打擊手，DMN 是三流打擊手。

　　這三個迴路都在腦的最高司令部「前額葉皮質」。雖然這三個迴路所在的區域彼此分開、各自扮演著重要的角色，卻又同時具有密切的關係。它們會互相牽制、推動彼此，保持細膩的平衡。我們稱之為「大規模大腦網路」（Large Scale Brain Network）。

# 控制 DMN
# 的最佳方法

　　隨著 DMN 被發現，我們知道了現代人的腦 24 小時都是 ON 的狀態。那麼，我們要怎麼切換成 OFF 狀態，取得休息呢？

　　最簡單的方法是利用額葉的轉換迴路切換模式，光是這麼做，就能充分取得優質的休息。不過，這種狀態不能持續太久，不論是工作還是休息，原則上都要「短」而「頻繁」。如果集中精神工作 50 分鐘，我們最好切換成 5 ～ 10 分鐘的 OFF 狀態。

　　但是，為了好好休息，我們需要更根本的解決之道。根據尖端腦科學研究證明的事實顯示，抑制 DMN 迴路最好的方法是「正念」（mindfulness）。正念，是一種將精神集中在此時此刻的事情，不去評斷自己的感情和想法，而是觀察事物原貌的心靈修練。

　　　　雖然醒著，但不做任何活動的狀態
　　　　雖然在休息，但沒有在休息的狀態

各位可能無法馬上理解以上兩句話，但只要在這個狀態下讓雜念消失並放鬆，那麼頭腦就會變得清晰、平靜。在佛教，這種境界被稱為惺惺寂寂（安靜且意識清醒的狀態），而這種境界也被視為得道之路。

　　但是，我們不可能因為這樣就整天冥想。其實，我們不用刻意冥想，重要的是心態，只要經歷過正念狀態，就算不冥想，也能在需要時進入這種狀態。我們要領會這種感覺，而不是將意識過度專注在冥想、進行修練，那樣反而會離正念越來越遠。我們不能勉強自己，必須要順其自然才行。

　　不需要把正念想得太困難。如果發呆的時候腦中浮現了各種雜念，不要試圖停止雜念浮現或與之對抗，順其自然即可。這是冥想時要抱持的基本心態。我們要宛如站在河邊，凝視河水流動一般，安靜地凝視流動的內心。

　　不斷冥想會改變腦的構造，幫助我們發揮高度注意力，使我們的腦變得不容易感到疲勞。冥想，會從根本改變腦的結構。

# 疲勞或隱性疲勞

　　疲勞和疲勞感，雖然這兩個詞看起來很像，但它們在腦科學中是不一樣的。如果過度使用交感神經，位於其中樞的下視丘和前扣帶迴會產生疲勞。這時候，邊緣系統（情緒腦）會馬上傳遞警告信號給眼眶額葉皮質，而眼眶額葉皮質會接收信號，讓我們的身體能採取恰當的行動（請參閱第 64 頁的圖）。

　　像這樣，如果腦內產生「覺得疲勞」的信號，眼眶額葉皮質就應該要採取恰當的應對，讓身體能休息。但有的時候，應對會失靈。

　　例如，當我們開心的時候，常常會感覺不到疲勞感。這就跟陷入愛河的戀人天氣再冷也不覺得冷是一樣的道理。另外，像是剛開業的老闆因為客人不斷湧入而感到開心，既不覺得餓也不覺得累，也是一樣的情況。這些都是「沒有疲勞感的疲勞」狀態。

　　或是，雖然感覺到了疲勞感，但是腦判斷「現在沒有時間休息」，眼眶額葉皮質就會把休息時間延後。也就是說，當累積了很多急事時，腦會判斷並下達「做完這件事再吃東西吧」、「做

完那件事再休息吧」之類的命令，結果越來越疲勞。這種情況可以說是「有疲勞感的疲勞」狀態。

像這樣，有時候腦雖然很疲勞，眼眶額葉皮質卻有可能會感覺不到疲勞，或就算感覺到了，也不會採取恰當的應對，反而延後休息時間。對於疲憊的下視丘來說，這兩種情況都是緊急狀況。

很不幸地，因為過多的腦力勞動而備受折磨的上班族大多都處於緊急狀況，他們大部分都因為太忙而來不及感覺到疲勞感，或就算感覺到了，也沒有採取恰當的措施，而是逞強、繼續工作。

大部分來到仙村的人都為「沒有疲勞感的疲勞」所苦。我們稱這種疲勞為「被隱蔽的疲勞」（masked fatigue）。雖然疲勞卻感受不到疲勞感，這樣的我們實在很令人難過。

## 疲勞的行進路線

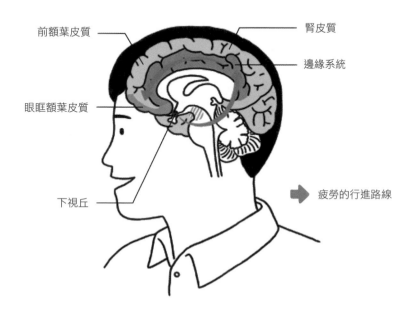

前額葉皮質

腎皮質

眼眶額葉皮質

邊緣系統

下視丘

➡ 疲勞的行進路線

過度使用交感神經 → 下視丘 → 邊緣系統 → 眼眶額葉皮質
　　　　　　　　　　（好疲勞）　（休息一下）　（忍耐一下）

## 產生疲勞的腦科學機制

如果交感神經過度運作，具體來說會發生什麼事，而讓我們陷入疲勞呢？

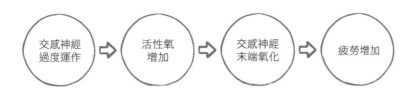

交感神經過度運作 ➡ 活性氧增加 ➡ 交感神經末端氧化 ➡ 疲勞增加

如同上面的流程圖所示，體內的活性氧會增加，造成交感神經末端氧化，我們就會感覺到疲勞感。活性氧是導致身體所有組織氧化的元凶，被氧化的組織無法正常運作，嚴重的話甚至會被破壞、死亡。因此，活性氧也可以說是疲勞因子（fatigue factor）。

一旦交感神經末端的粒線體氧化，機能就會下降。這是非常危險的情況，因為粒線體是細胞內製造能量的重要工廠。簡單來說，能量工廠會因為活性氧而爆炸。

此外，如果感受到壓力，白血球（尤其是構成能消滅細菌等較大異物的白血球物質粒細胞）會急速增加。能夠對抗病原體的粒細胞壽命為兩天，而在這段期間會產生許多活性氧破壞組織。

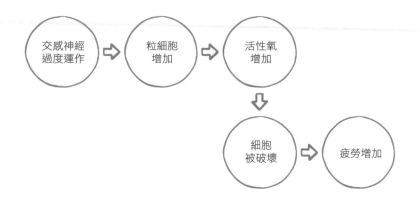

　這也是為什麼壓力會導致胃潰瘍的原因。活性氧不只會攻擊腸胃，還會攻擊身體所有部位，下視丘也不例外，只是胃黏膜特別脆弱而已。

　總而言之，過度使用交感神經是導致腦疲勞的主要原因。

# 工作得越多，
# 體內會發生的變化

前面也提到過，粒線體在我們的體內扮演著能量工廠的角色。也就是說，粒線體與腦疲勞息息相關。因此，讓我們來仔細了解這個與腦疲勞有密切關聯的要素。

38 億年前，地球的大氣中只有氮和二氧化碳。那個時候，單細胞生物初次登場，並在沒有氧氣的環境下分解糖、製造能量。我們稱之為醣酵解系統。

在那之後，大約是 20 億年前，植物出現在地球上，開始釋放氧氣。這對單細胞生物來說是非常危險的情況，因為它們有可能會氧化。為了生存，單細胞生物需要喜歡氧氣的好氧細胞，而這就是粒線體出現的原因。就這樣，醣酵解系統和粒線體系統開始共存於單細胞生物的細胞內。時至今日，成熟的細胞裡會有兩個能量生產工廠，也是出於這個原因。

## 地球的歷史與細胞的進化過程

| 時間 | 環境 | 細胞的變化 |
|---|---|---|
| 38億年前 | 氮和二氧化碳 | 醣酵解系統 |
| 20億年前 | 氧氣產生 | 粒線體系統 |
| 8億年前 | 氧氣增加 | 醣酵解系統和粒線體系統在同一個細胞中共生，細胞達到穩定的狀態 |

## 粒線體被破壞，健康就會崩壞

醣酵解系統和粒線體系統有什麼不同呢？

醣酵解系統不需要氧氣，只要有糖質就能製造能量，因此過程單純又迅速，但能量的生產量少。相反地，粒線體系統會利用糖質、脂質、蛋白質、陽光、氧氣等製造能量，因此過程複雜又緩慢，但生產量足足比醣酵解系統高 18 倍。人類屬於多細胞生物，而人類的進化發展，可以說是善用了高效率的粒線體系統所得到的產物。

大概是因為彼此具有不同的特徵，因此如果該休息的時候沒能休息、過度使用交感神經，粒線體和醣酵解系統會採取相反的行動。如果過度使用交感神經，會產生活性氧，粒線體的功能就會下降。相反的，不需要氧氣就能製造出能量的醣酵解系統細胞會增殖。如果變成這樣，抑制增殖的基因將會變得無法運作、細胞會無限增殖，基因也會產生變異。也就是說，會導致癌症。

　　有學者主張壓力引起的缺氧、體溫過低會導致癌症，正是以此為依據。另外，《圖解免疫革命》的作家、新潟大學免疫學教授安保徹指出，容易消失與增殖的黏膜和上皮細胞很容易導致癌症，也是因為這個原因。

## 醣酵解系統和粒線體系統的差異

|  | 醣酵解系統 | 粒線體系統 |
|---|---|---|
| 原料 | 糖質 | 糖質、脂質、蛋白質、氧氣、陽光 |
| 過程 | 快而單純 | 慢而複雜 |
| 能量的產量 | 1 | 18 |
| 製造場所 | 細胞質 | 粒線體 |
| 特徵 | 爆發力<br>增殖、分裂頻繁<br>討厭氧氣 | 持續力<br>成熟<br>喜歡氧氣 |
| 分布量多的地方 | 白肌、皮膚、黏膜、精子 | 紅肌、腦、神經、心臟、卵子 |
| 發展 | 15～17歲時完成 | 3～4時歲分裂結束 |

　　從這點來看，我們可以說如果粒線體被破壞，健康也會跟著崩壞，因為使我們能夠活動的能量全都是在粒線體生產並供應的。粒線體是生命的源泉，也是活性的中樞。但問題是，很不幸地，粒線體具有下面幾個關鍵的弱點：

第一，工作量越多，就會產生越多的活性氧，粒線體的機能會因此而下降。

第二，粒線體容易與有致癌性的特定化學物質結合。

第三，如果變異基因的粒線體分裂、增殖，不僅那個細胞會陷入緊急狀況，周圍的細胞也會受損。

第四，基因已經決定了細胞的壽命，因此部分細胞即使受損了也死不了，開始無限增殖，而這正是癌症的開端。

幸好最近的研究發現，水溶性矽會修復、中和因為活性氧而嚴重受損到變成癌細胞的粒線體。[3]關於這部分，我將在後面仔細說明矽作為保健食品（supplement）扮演著什麼樣的角色。

總而言之，粒線體必須健康地運作，人體才會健康。雖然發現如此神秘又具有重要功能的器官並進行研究，到現在也不過二十幾年的歷史而已，但藉由粒線體研究獲得諾貝爾獎的獲獎者卻高達九人。因此，如果說未來的健康研究始於粒線體也不為過。韓國也成立了大韓粒線體研究醫學會，未來的研究活動令人拭目以待。

---

3 日本珪素醫科學學會伊藤實喜博士的研究。

## 年紀越大，
## 就越要 Slow but Steady

讓我們來看看人的一生。

小時候，由於我們需要藉由細胞快速增殖成長，因此主要是醣酵解系統在運作。但隨著年紀越大，主要運作的系統就會變成主要使用持續力的粒線體系統。這樣才不會為身體造成太大的負擔。

這樣的醣酵解系統和粒線體系統就宛如短跑選手和馬拉松選手。短跑選手提供爆發力的快縮肌發達，體型跟柔道選手一樣。這種激烈運動是無氧運動，容易導致疲勞，屬於醣酵解系統運動。

相反地，馬拉松選手則是提供持續力的慢縮肌發達，因此體型修長。這種運動為需要供應充分氧氣、好氧的粒線體系統運動。因為會製造出大量的能量，並供應充分的氧氣，所以比較不會導致疲勞。雖然爆發力弱，但持續力佳。

像這樣，醣酵解系統和粒線體系統的能量、氧氣、交感神經、副交感神經等的機制截然不同，也必須不同。

但是，韓國人就算變成成年人，仍然像醣酵解系統一樣，一直要「快點快點」衝刺，這樣當然會像在做無氧運動一樣，容易

感到疲勞，而且還不曉得自己已經處於疲勞狀態了。如果用醣酵解系統跑步，就必須要跑一陣子、休息一陣子才行。但韓國人就如同短跑選手，不斷用最快的速度去跑馬拉松。

到了最後，身體當然會撐不下去。韓國會被稱為疲勞社會，正是因為有這樣的背景。長大成人後，就必須要「緩慢但持續地」（Slow but Steady）走下去，這是原則。

# 遠離了大自然的人們

　　到目前為止，我們探討了招致腦疲勞的社會、身體以及精神層面的原因。接下來，我們必須探討另一個重要原因：環境。如果要我選出今日把我們的腦逼到疲勞狀態最具代表性的環境因素，我敢斷言是「都市的生活環境」。

　　上班族的每一天，都處在交感神經不斷占優勢的狀態，他們沒有取得充分睡眠、也還沒有清醒，就被緊湊的上班時間追著跑，慌亂地準備，匆忙地出門，接著一邊擔心會不會出車禍，一邊提高警覺走路，好不容易終於擠上了公車和地鐵，裡面卻像在擠沙丁魚。

　　當他們氣喘吁吁地抵達公司，就要開始正式面對壓力了。工作堆得滿滿的，不曉得要從哪裡開始；下屬不聽指示，上司又忙著囉哩叭嗦，真的是讓人喘不過氣。而在拚命奔波後，還要值班、輪夜班。好不容易解脫時，已經是晚上了，這時候明明應該早點回家，讓疲憊不堪的身心休息，卻還要參加聚會到超過凌晨十二點。他們這才拖著爛醉的身體踏上回家的路。終於回到家

時，他們的體力都透支了。

再想想被污染的空氣。就算戴口罩，我們也無法阻擋懸浮微粒的攻擊。就算摀住耳朵，吵雜的生活噪音也會使神經變得敏感。刺鼻的廢氣則會破壞嗅覺細胞。最後，我們會自行封閉五感度日。我們無處可以安心休息，腦疲勞當然不會消失，只會一直累積。

有越來越多人明明沒有哪裡特別不舒服，卻訴苦說身體狀況不佳。也有許多人雖然疲憊不堪，卻受失眠所苦。早上勉強起床，覺得渾身無力、有寒氣、感冒一直不見好轉、沒有食慾、沒有幹勁、無精打采、體力用盡、完全提不起勁。

到最後，這些人每天都要借助菸、咖啡、能量飲料的幫助，但效果都只是一時的。然而就算去醫院，醫生也只會說沒什麼特別的問題，然後提及慢性疲勞、壓力、人際關係這種模稜兩可的事情。

這些都是「自然缺乏症候群」的典型症狀。也就是說，這些症狀是因為我們缺乏自然而出現的問題。

如果去讀理查・洛夫的《失去山林的孩子》，就能知道以前在泥土裡打滾、掉進水裡、從樹上跳下來等，在大自然中度過一天的孩子們能夠發展出豐富的五感和感情。但在市中心長大、沒機會親近大自然的孩子們常常會有五感封閉、缺乏感性、注意力下降、缺乏耐心與不體貼的傾向。此外，這些孩子們經常會因為

平衡感差而摔倒，又因為視野小，常常無法正確感知危險迫近。

在都市生活的大人同樣也有這些現象。感官機能萎縮得越嚴重，感知這個世界的能力就會變得越低，注意力當然也會變得越來越渙散。

但是，當我們在大自然的時候，五感會全部都打開，我們會很自然地集中注意力、仔細觀察四周。這種注意力集中的狀態其實等同於放鬆的狀態。相反地，在都市生活中，我們會有意識、有目的地集中注意力，這反而會使我們陷入焦躁、不安、緊張，進一步招致腦疲勞。

## 大自然無論何時都是對的

「離大自然越遠，就會變得越不幸，並且容易生病。」

這是我這十一年來，在仙村學習自然醫學、接觸人們後得到的結論。而時間過得越久，我就越是確信這個結論，因此傾注了許多心力在自然醫學上。對於疾病的預防與治癒，我建立了我所確信的基準，也相當引以為傲。

當我在研究文獻時，發現了早在兩千五百年前，醫聖希波克拉底早就留下了類似的名言。他早就說過了我總是強調的一句

話：「人類從一出生就擁有自然治癒能力。」這無疑是留給受自然缺乏症所苦的現代人的名言警句。

儘管如此，今日的我們卻遠離大自然，在都市的人工環境中，備受無數種化學物質和環境荷爾蒙折磨，過著忙碌的生活。也就是說，我們正活在會使健康快速惡化的環境。我們必須反覆思索先賢們指出人類正在自掘墳墓的名言警句。

談到大自然的時候，我們很容易會聯想到河、森林、樹木、山。但自然並非只局限於這種外部的自然。人類的身體也是自然的一部分，亦是從大自然衍生出來的一部分。只有當人類的生活步調與宇宙的規律一致，人類才能活得自然、健康。宇宙有名為「一日」的規律，也有名為「一年」的四季規律。跟著這個規律生活即是內部自然。

但是，都市缺乏這兩種自然。特別是日夜顛倒的生活習慣是一大問題。這種生活是完全不同於宇宙賦予人類的規律的畸形生活。此外，因為科學文明發達，夏天過得像冬天、冬天過得像夏天也是一個問題。如果像這樣無視季節的循環生活，內部自然就會陷入混亂，就像夏天時得到冷氣病一樣。

此外，這種「內部自然缺乏症」會打亂自律神經的平衡。

如果日夜顛倒，本來要在白天活化的交感神經活性下降，讓該休息的副交感神經占優勢，反之亦然。這樣下來，睡眠規律當然不可能正常運作，荷爾蒙代謝的節奏會被打亂，身心也會變得

無法正常運作。像這樣,被打亂的內部生活環境有可能會比外部的環境污染,對我們的身體造成更嚴重的影響。

現在,讓我們簡單檢測一下我們的大自然缺乏程度。這個檢測的目的,是為了再一次確認我們平時過的日常生活離大自然有多遠。

| 大自然缺乏檢測表 | | |
|---|---|---|
| 1 | 是否有意識地照著日出和日落的時間生活? | ☐ 是 ☐ 否 |
| 2 | 是否住在用自然建材或天然建材建的房子裡? | ☐ 是 ☐ 否 |
| 3 | 是否在聽得到大自然安靜的聲音的地方活動? | ☐ 是 ☐ 否 |
| 4 | 是否待在聞得到大自然香氣的環境裡? | ☐ 是 ☐ 否 |
| 5 | 是否常常穿棉或麻等天然布料做的衣服? | ☐ 是 ☐ 否 |
| 6 | 是否努力遠離手機和電腦? | ☐ 是 ☐ 否 |
| 7 | 是否盡量不長時間開車或搭乘大眾運輸工具上下班? | ☐ 是 ☐ 否 |
| 8 | 是否攝取天然食品,並遠離化學產品? | ☐ 是 ☐ 否 |
| 9 | 是否會喝白開水或有機食材做的飲料? | ☐ 是 ☐ 否 |

| 10 | 是否遠離電毯、微波爐等電子產品？ | ☐ 是<br>☐ 否 |
|---|---|---|
| 11 | 是否會做森林浴或日光浴？ | ☐ 是<br>☐ 否 |
| 12 | 是否努力減少塗抹或吸入化學藥品？ | ☐ 是<br>☐ 否 |
| 13 | 是否常常走在泥土、沙子、草地上？ | ☐ 是<br>☐ 否 |
| 14 | 是否會依照季節飲食和活動？ | ☐ 是<br>☐ 否 |
| 15 | 是否盡量避免去難以適應時差的地方旅行？ | ☐ 是<br>☐ 否 |
| 16 | 是否過著如同書生般的生活？（請參考第238頁） | ☐ 是<br>☐ 否 |

✓ 上面的問題是將山本龍隆的「大自然缺乏檢測表」調整成符合韓國人情況的問題。

✓ 如果「是」超過 10 個，代表檢測者的生活環境大致良好，腦疲勞指數也偏低。

# 檢查事項！
# 十五個造成疲勞的習慣

　　錯誤的生活習慣同樣是使我們的腦變得疲勞的一大原因。因此，養成不讓疲勞累積的習慣比什麼都重要。在這一個章節，讓我們來看看哪些錯誤的生活習慣會加重腦疲勞。

## 1. 突然運動

　　隨著百歲時代來臨，人們變得比過去任何時候都還關心健康。大概是因為這樣，開始運動的人變多了，但我們經常會看到有人因為突然開始運動而失去健康。有人明明平時完全都不運動，某天卻突然慢跑太久，引發足底筋膜炎而無法好好走路。也有不少人因為在健身房槓鈴臥推做過頭，導致肌肉破裂、傷到骨頭。甚至有人參加馬拉松，結果心臟停止跳動而失去了性命。

　　如果像這樣突然去做平時並未訓練過的運動，身體就會出問題。從腦科學的角度來看，這是因為自律神經沒有被正常調節所致。當交感神經過度運作時，腦會需要大量的能量，耗氧量會因

而增加。而隨著活性氧快速增加，細胞氧化會變嚴重。這時候，細胞內的粒線體和微血管會受損，當然會嚴重影響健康。

## 2. 長時間工作

就算是簡單的工作，如果長時間反覆去做，也一樣會使疲勞累積。疲勞累積得越多，就會消耗越多能量，氧氣需求量、活性氧也會跟著增加。

像這樣需要適度休息的時候，我們的身體會自動發送信號，而我們必須注意並遵守那些信號。很不幸地，我們不太容易察覺到腦發送的疲勞信號。因此，長時間工作時一定要規律地休息。在感到疲憊之前休息是最有效率的休息方式。

## 3. 反覆同樣的事情

有一個法則叫做「邊際效用遞減法則」。這個法則意味著不管是再怎麼有趣的事情，如果反覆去做，樂趣就會減半、讓人感到厭煩。如果一直使用同一條迴路，資訊傳達的閾（為了引起興奮所需要的最少刺激量）會上升。也就是說，腦神經機能會下降，變得無法再以相同的刺激量正常傳達資訊等。而這就是腦疲勞發出的第一個信號。

這時，改做其他事情會更有效率。如果在算了一個小時的數學後覺得枯燥乏味，那改念英文會更合適。由於改用了其他腦部

迴路，因此能減緩疲勞。

## 4. 維持同一個姿勢

同樣的姿勢維持越久，身體就越容易累積疲勞。

經濟艙症候群就是代表例子。如果長時間坐在飛機裡又窄又不舒服的椅子上，雙腿會變得又腫又麻，嚴重的話還會因為血液凝固而死亡。

因此，如果覺得乏味又疲憊，就應該要換個姿勢、舒展身體。身體蜷縮起來時，肺會闔起來，進而導致氧氣不足，並容易分泌出具有攻擊性的正腎上腺素。相反地，如果放鬆身體或輕鬆地散步，肺會完全打開，並分泌出血清素，使我們能夠好好休息。

這種輕度的伸展和運動也是鍛鍊自律神經重要的一環。各位可以看看拳擊選手，在比賽的時候，選手們會把身體整個都縮起來，避免被對手的拳頭揮到。但如果一回合結束，選手們會盡可能伸直腰桿、放鬆身體。他們是在本能地採取休息的姿勢。這個時候，肺會打開，腦會分泌出血清素，因此能減緩疲勞。

## 5. 把注意力集中在一件事上

在各個領域表現卓越的人的共通點，是擁有比一般人更高度的注意力。集中注意力會將腦的能力發揮到最大限度，顯著提高

工作效率。

　　但這種專注力會活化交感神經，同時消耗大量的能量。又尤其把注意力集中在一件事上與無氧運動一樣，屬於醣酵解系統活動，疲勞當然會加重。

　　越是發揮集中力，就越常需要讓腦休息。彷彿一把能點燃紙張的火的高度集中力是無法持久的。


## 6. 勉強去做討厭的事情

　　工作時，交感神經會占優勢，腦會分泌出正腎上腺素。而勉強去做討厭的事情時會分泌出更多正腎上腺素。這時，自律神經會失去平衡，而為了恢復平衡（以維持體內平衡），當然就會需要消耗更多的能量，腦疲勞也會因此加重。

　　問題是，就算是討厭的事情，我們也得去做，這就是我們所處的現實。

　　這種時候，我們需要換個角度思考想想我們為什麼要去做那件事、找出那件事的價值。不管是多麼微不足道的事，都有可能對人生有幫助，也有可能有著我們所不知道的價值。即便是做一樣的事，光是換個角度思考、說服自己，就能減少腦疲勞。


## 7. 習慣工作到很晚

　　從原始時代開始，太陽升起，人們就會去工作，太陽西下，

人們就會休息。實際上，我們的副交感神經到了晚上會占優勢，身體會減少分泌所有的活性激素。也就是說，身體機能會變緩和。如果這個時候去做交感神經占優勢的事，效率當然會下降，腦疲勞也會變嚴重。

因此，要盡量在晚上 11 點到凌晨 2 點之間睡覺。在這個時段入睡後的最初 90 分鐘又被稱為「義務睡眠」，因為我們能在這個時候取得最深度的睡眠。對消除疲勞也有最佳的效果。關於最初 90 分鐘的睡眠，我會在第四章探討「腦疲勞消除法」時更仔細地說明。

## 8. 被時間追著跑的工作習慣

在各種讀書方法中，與讀書時間相比，能得到最大效果的方法就屬臨時抱佛腳了。這是因為我們讓腦繃緊神經、提高了效率。

但是，被時間追著跑的工作習慣，同時是會給我們的腦帶來惡性壓力的最糟的習慣。各位想像看看，截止期限就要到了，工作卻進展得不順利；銀行的營業時間就要結束了，但銀行卻說沒有方法可以避免破產。這時候，血流會變得非常快、心臟會像是要爆炸一樣。如果交感神經像這樣過度興奮，腦會消耗非常多的能量，稍有不慎還有可能會爆炸。

我們很清楚臨時抱佛腳會為我們的身體和精神帶來多大的壓

力，卻只會反覆後悔、反覆做出一樣的行為。為了腦的健康，我們應該要盡可能避免養成被時間追著跑的工作習慣。

## 9. 不規律的生活習慣

規律的生活模式有益健康，這是眾所皆知的事。但現代人卻會喝酒喝到半夜，而且過度飲酒，睡眠時間不固定，吃飯時間總是不規則。像這樣生物節律不規律的生活習慣對身體來說就是壓力。就算工作，效率也不會太高。而為了維持體內平衡，需要消耗非常多的能量。

我們年輕的時候多半會喝咖啡、能量飲料或抽菸。但這只會帶來短暫的效果而已，而且反而會使疲勞加重，帶來反效果。

這種時候，我們可以把需要花到高度腦力的工作延後，先做簡單的事情。比起坐在書桌前工作，活動到身體的工作會更好。這麼做能幫我們找回靜與動之間的平衡，因此有助於消除疲勞。

## 10. 毫無節制的生活習慣

有很多上班族會在疲憊的工作行程結束後去健身房。他們說管理身材與體力、揮汗運動，能讓在公司累積的壓力一掃而空。

但是，汗流浹背地過度運動反而有可能使疲勞加重。腦會在運動的時候分泌出快感物質，這種物質會隱藏住疲勞。也就是說，我們只是覺得疲勞消失了而已，實際上疲勞根本就沒有減

少。

　　和朋友們喝酒也一樣。去聽自我開發講座或看表演也一樣。不管是什麼事，都要適度地節制。如果做過了頭，身體會先知道。我們應該要過適度平衡的生活，不要無視了身體發出的警告信號。


## 11. 長期暴露在紫外線下

　　運動選手在戶外運動的時候一定會戴太陽眼鏡。這是為了減少紫外線引起的疲勞。波長長的紫外線如果深入體內，會產生大量的活性氧，我們會因此容易變得疲勞。此外，構成真皮層的膠原蛋白會被破壞，皮膚就會產生皺紋。

　　雖然許多人都認為做日光浴把皮膚曬成小麥色是健康的象徵，但那只會破壞表皮細胞。因此，如果平時會長時間被紫外線照射，就應該要擦防曬、戴太陽眼鏡等，努力把傷害降到最低。

　　但也沒必要一味地害怕紫外線。不曬太陽反而會無法合成幸福荷爾蒙「血清素」。在明亮的陽光下散步 20 ～ 30 分鐘，能使疲勞的腦得到恢復，並製造出維生素 D、預防骨質疏鬆症等，對健康非常有益，這些事實早在很久以前就被證實了。


## 12. 錯誤的休閒生活

　　有許多人會在疲憊工作的一週後，星期六一大早就去高爾夫

球場。他們說光想像自己走在遼闊的球場上打高爾夫球，就會覺得一整個星期的壓力都被拋到九霄雲外了。

但這也要看高爾夫球是怎麼打的。

要是在開球區連續打出好幾個界外球，然後為了找球翻遍草叢，在沙坑打的球又掉入沙坑，好不容易在果嶺推桿，卻沒抓住短距離推桿的機會的話，這可不是在消除疲勞，反而是在累積疲勞。

要是這天又有打賭，那真的就是糟糕透頂了。有時候，同事之間甚至會反目成仇。甚至有人推桿推到心臟病發作。

我們應該要記得休閒生活原本的意義，把它當作是一種休息。要是像上面打高爾夫球的例子，為了和對方競爭而去做休閒活動的話，反而只會為腦帶來疲勞而已。

### 13. 因為高興而專注於某件事的習慣

讓我們想想看與上面相反的情況。假設我們球打得很好、一杆進洞，而且又有打賭，所以贏了錢。如果是這樣，就算繞了 36 洞球場，我們也完全不會覺得累。同樣的，假設我們長久以來夢寐以求的屬於自己的店面開幕了，而且客人魚貫而入，這時各位會怎樣呢？就算徹夜工作，我們也不會覺得睏或累。相信大家都有過類似的經驗。

前面提過疲勞和疲勞感是不同的。這種情況只是因為覺得

高興而感覺不到疲勞而已，實際上腦可能已經處於相當疲勞的狀態。如果這種狀態持續下去，我們就會被 KO 倒地，嚴重的話還有可能會過勞死，真的非常危險。

實際上，據說馬拉松選手會在某個瞬間陷入「跑者的愉悅感」（runner's high）狀態。選手們本來會因為覺得太累了而不想再跑下去。但在某個瞬間，他們會因為腦突然分泌腦內啡、大麻素等荷爾蒙，反而有幸福感湧上來，而非疲勞感。據說那種感覺與使用海洛因、嗎啡時感受到的幸福感很像，本來覺得很重的雙腿和雙臂變輕、彷彿有新的力量湧上來。然而，常常有人會因為這種狀態持續太久而遭遇不測。我們稱這種狀態為「耗盡症候群」（adrenal burn out）。如果把面對壓力時會保護我們的荷爾蒙都耗盡，身體會變得再也無法承受壓力。

會過勞死的生物只有人類。越是會帶給我們滿足感的事物，我們就越是要節制。


## 14. 將使我們步入毀滅的聚餐文化

這個地球上還有像韓國一樣夜晚娛樂文化發達的國家嗎？在國外，除了觀光都市，幾乎沒有酒館會開到深夜。大概是因為喜歡享受飲酒作樂的民族特性，不少韓國人會覺得下班後和同事們喝一杯是人生一大樂趣。但請各位不要忘了，喝炸彈酒（把兩種以上的酒混著喝的酒）喝到影響隔天的工作，又一路喝第二攤、

第三攤的聚餐文化根本就是朝著我們的腦丟炸彈。

### 15. 晚上喝咖啡

　　據說，2016 年，韓國成年人（20 歲以上）每人一年的咖啡消費量為 377 杯，位居世界第一。這可以說是證明了韓國人的腦處於疲勞狀態的間接證據。雖然適量攝取咖啡會使交感神經興奮，有助於鍛鍊自律神經，但我們最好避免晚上喝咖啡。

　　我們的身邊總會有人很自豪地說自己就算晚上喝咖啡，也能睡得很好。但這並不是值得自豪的事情。相反地，這證明腦出現了問題。咖啡是一種興奮劑，如果喝了咖啡，會有 5 ～ 6 個小時的殘餘藥效，當然要睡不著才正常，這樣的腦才是健康的腦。要是喝了咖啡卻還是想睡覺，這即是證明了腦正受到慢性睡眠不足之苦，處於疲勞狀態。


　　以上是會招致腦疲勞的錯誤生活習慣中最具代表性的壞習慣。為了減少腦疲勞，我們應該要努力減少這些習慣。

# PART
# 3

察覺腦疲勞的七種方法

腦疲勞是腦傳送給我們的警告信號。這個警告信號意味著腦已經開始吃不消了，必須要採取恰當的因應措施。因此，我們要確實去覺察腦傳送給我們身體或精神上的警告信號，並做出正確的應對。

# 仔細聽！
# 腦的警告信號

　　腦疲勞的終點站是下視丘的自律神經司令部。如果這個區域有疲勞累積，細胞會因為活性氧而氧化，腦的機能會下降。但這種症狀要到腦疲勞累積相當多的疲勞末期才會出現。值得慶幸的是，在那之前，腦就會開始傳送各種「異常信號」給我們的身體。

## 1. 腦會發燙

　　我們的社會最近發生了越來越多因為無法調整情緒而引發的事件與事故。報復性駕駛就是個代表例子，只不過是超了一次車或按了一下喇叭而已，就追上去撞對方的車子、揮舞凶器。駕駛人明明知道這樣不僅會危及自己的生命，稍有不慎還有可能會威脅到別人的性命，卻無法抑制住那一瞬間爆發出來的情緒。實際上，神經精神科最近正因為衝動控制障礙患者快速增加而感到頭痛。

訴苦說有這些症狀的患者們都會表示「腦袋在發燙」。事實上，腦科學也視這種症狀為杏仁核過熱。問題是，杏仁核一旦受熱，就連輕微的刺激都會使它輕易地爆炸。因此，在杏仁核過熱之前，只要出現腦袋呆滯、感到厭煩、覺得疲憊等腦疲勞初期症狀，就應該要讓腦散熱。

　　車子開久了，散熱器就會發燙。這時，必須要用冷卻液散熱，引擎才會正常啟動。同樣的，我們也需要讓發燙的腦降溫才行。洗把臉或吹吹涼風、轉換心情，就能給腦帶來清涼感，並減緩疲勞。


## 2. 腦會耗盡神經傳遞物

　　腦如果變疲勞，會耗盡五種代表性的神經傳遞物：多巴胺、血清素、正腎上腺素、GABA（$\gamma$-氨基丁酸）、$\beta$ 腦內啡。除了腦神經抑制劑 GABA，其他四種物質都會積極促進腦神經運作。因為不停地用腦，這些物質當然就會被用盡了。

　　如果這些神經傳遞物被耗盡，腦的機能就會下降。這點就算不是專家，我們也都預料得到。如果以汽車來比喻的話，這是因為我們用盡了能讓引擎啟動的汽油。這時，我們的身體就會像汽車突然在半路停下來一樣，出現異常。

### 3. 五感會發生異常

如果腦中疲勞累積，我們會兩眼昏花，耳朵會聽不清楚聲音。此外，胃口會下降、味覺會變遲鈍、觸覺會變敏感。

腦會去感知感覺器官接收到的資訊。要是扮演著這種角色的腦累積了疲勞，身體的各個感覺器官當然就會無法正常運作。

此外，軀體感覺也會發生異常。特別是痛覺會變敏感。這最後會導致自律神經司令部出問題。如果走到那個地步，我們可以說是進入了真正的腦疲勞狀態。

# 好厭煩 ⇨ 好疲憊 ⇨ 好想睡

　　腦不會只傳達異常信號給身體，也會傳達心理信號給我們。比起身體的異常信號，我們反而更容易透過心理信號確認自己的疲勞狀態。

　　腦疲勞的第一個心理信號是不管做什麼事都覺得「很厭煩」。

　　不管是再怎麼喜歡的事情，如果不停地去做，終究會感到厭煩。在腦科學，這種狀態被視為反覆使用相同的神經迴路，進而導致神經末端陷入疲憊的狀態。

　　如右頁的圖所示，神經會透過突觸（synapse，一個神經元的軸突末端和下一個神經元的樹突相接的部位），以電訊號方式傳遞。如果接收到資訊或受到刺激，與之相應的神經傳遞物會被分泌出來，並傳送到神經細胞的樹突，完成傳遞資訊。

## 神經傳遞物的傳遞過程

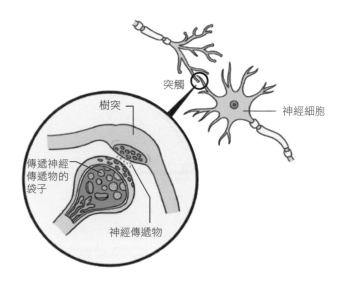

但如果不停地反覆使用同一條神經迴路，會變得怎麼樣呢？

隨著活性氧增加，神經末端會變得容易氧化、疲憊。傳遞機能會下降，閾值會變高。也就是說，對於相同程度的刺激，神經末端會不再起反應或反應變遲鈍。因此會需要更強烈的刺激。

如果變成這樣，相同程度的刺激將無法傳遞資訊，工作效率當然會明顯下降。此外，神經細胞一旦閾值上升，就必須要休息一陣子、不受到刺激，才會回到敏感的狀態。

如果在筆直延伸出去的高速公路上不停地奔馳，駕駛人從某一瞬間開始會失去速度感、視野也會變小，感覺會發生異常。這

種現象稱為「高速公路催眠現象」（highway hypnosis）。這個用語會為人所知，是因為有不少在美國大平原的直線高速公路上奔馳的駕駛們由於這種症狀而出車禍的關係。

覺得「好厭煩」是腦告訴我們「不可以再這樣下去」的第一個警告訊息。這種時候，我們一定要適度地休息。

## 為什麼要混著做各種事情？

要是無視腦疲勞的第一個警告「好厭煩」會發生什麼事呢？

如果都感到厭煩了，卻又一直強行去做一樣的事，腦會發送出第二個心理上的警告信號。我們會在真的開始感覺到疲勞感的那一刻開始，陷入「好疲憊」的情緒裡。如果連這個信號都無視、繼續工作，我們就會收到最後一個警告信號「好想睡」。這三個信號稱為三大疲勞信號。

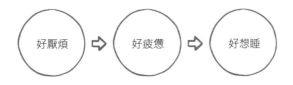

如果以開車做比喻，就會很好理解。

　　在市中心複雜的道路上開車時，駕駛人的腦會持續處在緊張的狀態。為了應付無數的刺激，腦會用到各種神經迴路，因此我們當下並不會馬上就覺得「好厭煩」，只不過開完車後，疲勞度會相當地高。

　　相反地，在高速公路上開車時，我們會朝著同一個方向不停地疾駛。因此，腦不會像在市中心開車時那樣，使用到各種迴路，而是只使用相同的迴路。在高速公路上開得越久，駕駛人就會感到厭煩、疲憊，最後變得想睡掉入危險的狀況。

　　因此，開車的時候一旦覺得太枯燥乏味，就應該要找個休息站休息一下或散步，讓反覆工作的腦迴路休息。

　　在職場也一樣。

　　比起一直把腦力花在同一件事上，把各種工作混著做能更有效地預防腦疲勞。如果是考生，早上讀數學、下午念英文等，各個科目交替著讀才會更有效率。

　　如果感到厭煩，注意力就會下降，雜念也會變多。也就是說，DMN 會開始活動，使腦疲勞加速惡化。

## 各位的腦疲勞指數是幾分？

　　腦疲勞是對腦發出的警告信號。

　　這個警告信號意味著腦已經開始吃不消了，要採取恰當的因應措施才行。要是感覺不到疲勞或無視疲勞，繼續給腦施加過重的負擔會怎麼樣呢？相信各位已經很清楚結果會如何了。因此，我們要確實去覺察腦傳達給我們的身體上的、精神上的警告信號，並做出正確的應對。

　　現在，我們需要有系統地檢測我們的腦疲勞指數處於哪個階段。

　　疲勞常常是相當主觀的。即便是同一件事情，勉強去做的人和開心地去做的人在疲勞感和疲勞上會出現很大的差異。因此，了解身為當事人的本人所感受到的疲勞程度相當地重要。

　　第 101 頁的「腦疲勞指數主觀檢測表」是能夠主觀地檢測疲勞程度的問卷。請各位在讀過下面的問題後，根據過去一個月的情況為自己打分數。計分方式為「是」2 分、「偶爾會」1 分、「幾乎不會」0 分。

## 腦疲勞度主觀檢測表

| | | 是 | 偶爾會 | 幾乎不會 |
|---|---|---|---|---|
| 1 | 對自己的工作感到很厭煩。 | | | |
| 2 | 無法提高效率，注意力下降。 | | | |
| 3 | 容易疲勞，假日時筋疲力盡。 | | | |
| 4 | 工作時常常犯錯。 | | | |
| 5 | 不容易做出判斷。 | | | |
| 6 | 無論是工作或外出都覺得很麻煩。 | | | |
| 7 | 會突然忘記事情。 | | | |
| 8 | 就算看電視或新聞也無法集中精神。 | | | |
| 9 | 總是覺得被工作追著跑。 | | | |
| 10 | 覺得不安、焦躁。 | | | |
| 11 | 出現頭痛的症狀。 | | | |
| 12 | 難以入睡，早上很想睡覺。 | | | |
| 13 | 脖子或肩膀會痠痛。 | | | |

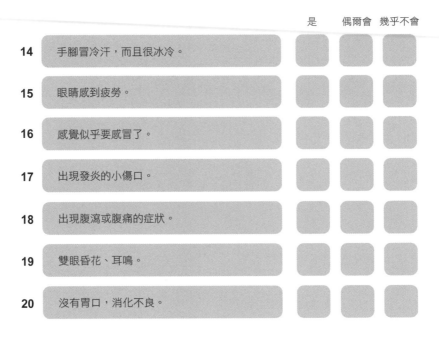

|  |  | 是 | 偶爾會 | 幾乎不會 |
|---|---|---|---|---|
| **14** | 手腳冒冷汗,而且很冰冷。 | | | |
| **15** | 眼睛感到疲勞。 | | | |
| **16** | 感覺似乎要感冒了。 | | | |
| **17** | 出現發炎的小傷口。 | | | |
| **18** | 出現腹瀉或腹痛的症狀。 | | | |
| **19** | 雙眼昏花、耳鳴。 | | | |
| **20** | 沒有胃口,消化不良。 | | | |

✔ 上面的檢測表是基於在仙村的經驗,並參考姬野友美、橫倉恒雄、梶本修身等專家各自開發的內容,由韓國腦疲勞研究會最終整理出來的資料。

✔ 分數加起來後,總分如果低於 10 分=健康

11 ～ 20 分=輕度腦疲勞

21 ～ 30 分=中等腦疲勞

31 分以上=重度腦疲勞

　　利用上面的檢測表檢測腦疲勞指數,就能知道腦疲勞並非只會引起精神症狀。雖然前面的一到十項大多都是精神症狀,但後面的問題卻屬於身體症狀。腦疲勞不僅會導致自律神經失衡,還會使內分泌代謝機能、免疫機能等發生異常。這些症狀告訴我們如果放著腦疲勞不管,最後會演變成生活習慣病。

# 如果感冒
# 一直好不起來

如果放著腦疲勞不管，就會釀成萬病的根源。

我們的身體會藉由三大系統（神經系統、內分泌系統、免疫系統）的相互作用，保持體內平衡並維持生命。如果陷入腦疲勞，這三大系統就會出問題。首先，自律神經會失衡，如果再惡化下去，很容易演變成機能受損的失調症。接下來，代謝系統會發生異常。這時，反應最敏感的荷爾蒙是腎上腺皮質分泌出來的類固醇。之所以會動員類固醇，是為了讓失衡的體內恢復平衡。

但這種荷爾蒙猶如雙刃劍。一開始，它會為了保護我們的身體而起作用，但如果分泌過多或長期分泌，會使血管老化，導致動脈硬化。此外，為了降低受到壓力而上升的血糖值，這個荷爾蒙會引起胰島素抗性，進而引發糖尿病、肥胖，正是造成代謝症候群的原因。

如果情況變得這麼嚴重，為了恢復體內平衡，身體會動員免疫系統。免疫系統會以血液中的白血球為中心起作用，它扮演著

吞噬外部入侵者、癌細胞等的重要角色。

　　當然在這些重度症狀出現之前，會先出現沒有胃口或出現發炎的小傷口等輕微的症狀。也就是說，要是小看、忽視這些輕微的症狀，有可能會出大事。


## 腦疲勞會威脅三大系統


　　如右圖所示，如果陷入腦疲勞狀態，下視丘的自律神經系統、代謝系統、免疫系統會整個出問題。這三大系統是維持生命不可或缺的系統，因此會互相合作，像一個大器官活動。

　　各位想像看看這個「大器官」的機能下降或受損。

　　我們都很清楚接下來體內會發生什麼事：癌症、高血壓、糖尿病等生活習慣病會接踵而至，這些就是腦疲勞的終點站，因此絕對不能小看腦疲勞。

　　有時候，我們會在診斷腦疲勞時發現患者有憂鬱症，但與西方人不同的是，大部分的韓國憂鬱症患者都會說自己有頭痛、食慾不振、失眠等身體症狀。實際上，患者們來到精神科時，除了頭痛之外，他們還會說自己有腰痛、腹痛、肩膀痠痛等渾身疼痛的症狀。這意味著患者的腦疲勞已經發展到了相當嚴重的階段。

## 腦疲勞引發的三大症候群

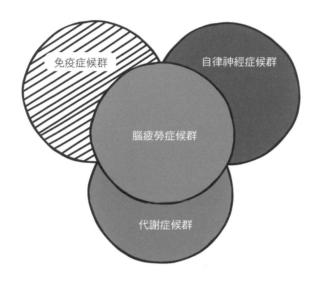

三大症候群會出現的症狀

1 免疫症候群：腸炎、胃炎、口腔炎等各種感染症、過敏、癌症。

2 代謝症候群：肥胖、糖尿病、脂肪肝。

3 自律神經症候群：心臟病、高血壓、失眠、更年期障礙、憂鬱症。

　　更重要的是，憂鬱症患者很容易感冒。因此，也有學者斷言
「感冒始於憂鬱症」。[4] 我們會容易感冒，是因為壓力和腦疲勞導

---

4　藤田醫科大學的岩田伸生、不知火醫院的德永雄一郎。

致抵抗力惡化所致。

　　許多上班族都會訴苦說自己感冒了一整個冬天都好不了，並抱怨就算去內科接受診療也不見好轉。這時，我們應該要懷疑感冒的原因會不會是出在腦疲勞上。如果是，只要腦恢復，就能輕鬆地甩掉感冒。

# 文書工作者的老毛病：
# 眼睛疲勞

會來到仙村的訪客，大多都會提到某個共同的病症，那就是眼睛疲勞。

一整天都坐在書桌前面工作的文書工作者應該無一例外，就連我自己也一樣，也會感到眼睛疲勞。既要盯著電腦螢幕看，又要看一堆資料和報告，當然會一直用到眼睛。

如果只是一時覺得眼睛很累，只要休息片刻就會恢復。但如果不是這種單純的疲憊，而是在眼睛深處累積的疲勞，可能會出現各種不同的症狀，例如視野會像起霧一樣模糊、眼睛感到乾澀、一直覺得很明亮刺眼。除了這些症狀，還會伴隨倦怠感、頭痛、肩膀痠痛、暈眩等各種身體異常症狀。如果是這種情況，光靠短暫的休息是無法消除眼睛疲勞的。

我們的眼睛在看近處和遠處時，能自由自在地調整焦距。眼睛的睫狀肌附著於相當於相機鏡頭的水晶體兩端，當睫狀肌收縮，水晶體會變厚、對近距離對焦；而看遠處的時候，肌肉會變

得鬆弛、水晶體會變薄。而負責調整這個水晶體的一樣是自律神經。然而，自律神經的本能與現代人的生活步調恰好相反。

讓我們回想原始時代，靠狩獵維生的祖先。離開安全的洞穴、在外面打獵時，為了避免被野獸襲擊，他們必須隨時繃緊神經才行。這個時候，交感神經會占優勢，水晶體因此變薄、對遠距離對焦。打獵完後回到安全的休息空間，副交感神經就會占回優勢，眼睛會對極近的距離對焦。

但是，現代人的生活卻與之相反。因為要使用電腦和智慧型手機等各種尖端機器工作，因此交感神經會占優勢，水晶體會很本能地對遠距離對焦。但是，我們卻是在近距離工作。那這樣會導致什麼樣的結果呢？自律神經當然會陷入混亂，眼睛和腦會很容易疲勞。這就是引起眼睛疲勞的原因。

許多人在自律神經被打亂而感到疲勞時，會打開窗戶、眺望遙遠的天空，就是因為腦很本能地命令他們眺望遠方。這麼一來，水晶體可以對遠距離對焦，眼球肌受到調節，眼睛自然就變舒服了。

# 感到憂鬱，問題出在腦

　　如果腦變得疲勞，身體和精神狀況當然會不好。這時，我們應該要花一點時間，安靜地坐下來傾聽身體發出來的信號。但我們常常會無視信號，或來不及覺察到信號，而讓腦疲勞症狀發展到相當嚴重的地步。這時，最危險的結果就是憂鬱症。

　　如果憂鬱症太嚴重，最終可能導致自殺。實際上，韓國一年有 1 萬 3 千人以上（一天平均 35 人）自我了結生命。在 OECD 國家中，韓國從 2003 年開始，連續十五年來自殺率都位居第一。此外，有調查結果顯示，韓國 10 ～ 30 歲的死因中，位居第一的死因為自殺。而隨著年齡越高，自殺率也跟著增加。 65 歲以上的老人自殺率是平均自殺率的兩倍以上。

　　值得注意的是，在經濟生活（23.4%）、身體疾病（23.4%）等主要自殺動機中，占最高比例的動機為「精神問題」（36.2%）。簡單地說，憂鬱症等精神疾病的占比最高。

　　另一方面，根據 OECD 所發表的資料顯示，韓國的抗憂鬱藥消費量在 28 個國家中，僅高於智利，位居倒數第二，而與平

均消費量相比僅達三分之一。考慮到自殺率位居第一，我們可以發現憂鬱症治療比率非常低。

那麼，導致這種不僅會對個人，還會對社會造成嚴重損失的憂鬱症的罪魁禍首是什麼？我認為是腦疲勞。因為人如果受到極大的壓力，額葉的血清素量和機能會快速下降，而這很容易使人患上憂鬱症。

越是這種時候，就越是要好好觀察自己的身體及心理變化。第 111 頁的「憂鬱症診斷表」整理了幾項要特別注意的重要事項。如果下面的十道問題中，符合五項以上，那最好去精神科接受諮詢。

## 憂鬱症診斷表

**1** 　早上起床非常吃力。 □ 是　□ 否

**2** 　沒有胃口，而且消化不良。 □ 是　□ 否

**3** 　光是要坐在書桌前都很有負擔。 □ 是　□ 否

**4** 　判斷下得很慢、腦袋無法運作，導致工作進展得不順利。 □ 是　□ 否

**5** 　常常會忘記事情。 □ 是　□ 否

**6** 　無法集中注意力。 □ 是　□ 否

**7** 　感覺後腦杓很緊繃、腦袋很重。 □ 是　□ 否

**8** 　就連外出、見朋友都覺得很麻煩。 □ 是　□ 否

**9** 　工作時也會有很多雜念。 □ 是　□ 否

**10** 　有時候會想死。 □ 是　□ 否

# 你是容易
# 腦疲勞的個性嗎？

這世界上有容易腦疲勞的個性嗎？

雖然我們會覺得個性敏感的人，腦似乎也比較容易變疲勞，但精神科的診斷基準上，並沒有所謂特別容易腦疲勞的個性。

只不過，我想整理一下透過我長久以來的臨床經驗，總結出來的幾種類型。

即便是費了同樣的心思、一樣過勞，有人不會感受到腦疲勞、過得好好的，但也有人容易感到疲勞。容易感到疲勞的人個性大多都比較執著，這類型的人有著所謂的「執著傾向」。具體來說，我們可以整理出下面幾個類型。

① 一旦開始做某件事，就要做到底才罷休。而且在做完之前都不休息或中斷。

② 會先假設失敗的情況，連沒必要去想的事都仔細地思考。

③ 一想到某件事，就會沒完沒了地想下去。

像這樣光是思考就感到疲勞的狀態，稱為「思考疲勞」。這是在受到外部刺激的同時，又讓自己陷入腦疲勞的行為。

我並不是說這種個性不好。

事實上，與一般人相比，這種類型的人面對工作時會非常地認真，因此常常獲得成功，也很有可能會被身邊的人高度信賴、受到尊敬。

只不過，這類型的人很有可能會因為有這種思考疲勞的傾向，而受到腦疲勞之苦。

讓我們利用下面的檢測表，診斷自己的個性是否符合表上的選項，並試著尋找消除腦疲勞的方法吧。

## 腦疲勞個性檢測表

| 1 | 就算覺得厭煩了，也把事情會做下去，直到做完 | ☐ 是 ☐ 否 |
| 2 | 都不休息，過著行程滿檔的生活 | ☐ 是 ☐ 否 |
| 3 | 常常需要長時間坐在書桌前做事 | ☐ 是 ☐ 否 |
| 4 | 長程駕駛時都不休息 | ☐ 是 ☐ 否 |
| 5 | 不太喜歡戶外活動 | ☐ 是 ☐ 否 |
| 6 | 就算狀態不佳，也會按照訂好的行程做事 | ☐ 是 ☐ 否 |
| 7 | 常常去想失敗後的事 | ☐ 是 ☐ 否 |
| 8 | 不會輕易放棄 | ☐ 是 ☐ 否 |

✓ 如果符合一半以上，請努力讓自己保持從容，光是這樣就能充分預防腦疲勞。

# 四種方法
# 確認腦疲勞指數

這一章節要為各位介紹的是，能夠診斷出自己的腦疲勞指數的客觀檢測法。我們已經透過主觀檢測法，粗略地評估了我們的腦疲勞指數。現在，讓我們透過客觀檢測法，深度判斷我們的腦疲勞指數。

只不過，請各位不要忘了檢測腦疲勞時，主觀檢測和客觀檢測一樣重要。因此，除了接受客觀檢測，動員其他所有檢測方法、綜合判斷是最重要的。

## 1. 人類皰疹病毒檢查

「疲勞是神經細胞因活性氧氧化所導致的結果。」讀者讀到這裡，應該已經能夠理解這句話。但準確地說，活性氧並不會直接為腦帶來疲勞感。

東京慈惠會醫科大學的近藤一博教授指出，腦疲勞起因於「β類澱粉蛋白質」。當β類澱粉蛋白質因活性氧氧化時，細

胞會排泄出廢物，而因為廢物增加，血液中的疲勞物質也跟著增加。因此，我們能藉由測量血液中的疲勞物質檢測腦疲勞指數，但由於費用昂貴，這個測量法目前尚未普及。

而近藤教授研究出了能透過測量人體的人類皰疹病毒（Human Herpesvirus，簡稱 HHV）檢測腦疲勞度的方法。

只要是人，都會有人類皰疹病毒。這種病毒的特徵是會在我們健康的時候，無聲無息地潛伏在體內，但如果疲勞累積，就會透過唾液、皮膚、黏膜等排出體外，我們稱此為「人類皰疹病毒再活化」。所以，我們能透過唾液檢查輕鬆地檢測疲勞程度。據說，日本國土交通省計畫像檢測酒駕一樣檢測疲勞程度。這是因為駕駛長距離的公車司機和飛行員等職類一瞬間做出來的錯誤判斷，都有可能會釀成大事故。

## 2. StressScan 檢查

在 1960 年代，科學家們證實了心跳和自律神經有關。我們也因此能夠定量檢測壓力。之後，日本開發出了能將壓力數據化的 APP「StressScan」。

只要將一隻手指放在智慧型手機的相機鏡頭 2 分鐘，StressScan 就會分析心跳數的變化，將身體和心理壓力測定成壓力指數 1 ～ 100。

這個檢查很簡單，可信度卻相當高。許多醫療機構和企業都

在使用這個 APP。為了治療從戰場回來的軍人罹患的創傷後壓力症候群，美軍目前也引進了這項檢查，而 NASA 則將這項檢查用於太空人的訓練及健康管理。

## 3. 震動影像檢查

震動影像是一種使用影片圖像進行「情緒狀態感測」的技術。這項技術會利用數位網路攝影機或監視器拍攝人細微的振動後，利用這些影片資訊分析人的情緒和心理。這項技術目前被用於精神醫療、保全、測謊等各個領域。

震動影像的「資訊－能量」（Information-Energy）分析會以百分比表示出活著活動的對象（人類）的精神生理資訊。舉例來說，100% 代表幸福或涅槃（nirvana）狀態、0% 則代表死亡狀態（人類生理器官之間停止交換資訊的狀態）。

我們可以藉此檢測會為注意力、工作效率和真正的休息帶來巨大影響的「腦疲勞指數」。這種檢測可用於工業安全領域，幫助情緒勞動者及從事高危險職類的人提高工作效率、預防安全事故。

## 4. 睡眠檢查

效果最好的腦疲勞消除方法是「睡眠」。但如果無法取得充分的優質睡眠，這件事本身就會成為疲勞累積的原因。因此，睡

眠檢查是檢測腦疲勞時的必要檢測項目。

　　各位可以利用下面的的睡眠狀態檢查表，簡單地確認自己的腦疲勞指數。如果會打呼或有睡眠呼吸中止症等時，一定要接受睡眠專家的專業診療。

| 各位的睡眠狀態如何？ | | |
| --- | --- | --- |
| **1** 什麼時候躺到床上？ | 點 | 分 |
| **2** 躺到床上後多久才睡著？ | | 分鐘 |
| **3** 會打呼嗎？ | 會 | 不會 |
| **4** 睡著後會去幾次廁所？ | | 次 |
| **5** 夢的內容是否很糟？ | 是 | 否 |
| **6** 是否在吃安眠藥？ | 是 | 否 |
| **7** 是否吃過安眠藥？ | 是 | 否 |
| **8** 早上幾點起床？ | 點 | 分 |

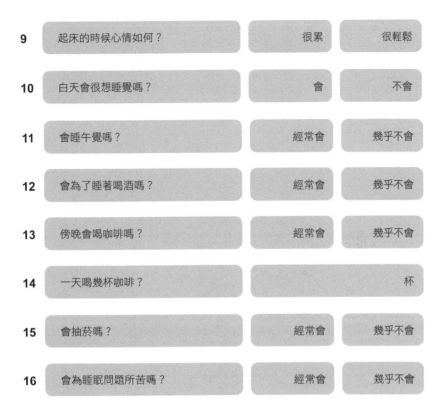

| 9 | 起床的時候心情如何？ | | 很累 | 很輕鬆 |
| 10 | 白天會很想睡覺嗎？ | | 會 | 不會 |
| 11 | 會睡午覺嗎？ | | 經常會 | 幾乎不會 |
| 12 | 會為了睡著喝酒嗎？ | | 經常會 | 幾乎不會 |
| 13 | 傍晚會喝咖啡嗎？ | | 經常會 | 幾乎不會 |
| 14 | 一天喝幾杯咖啡？ | | | 杯 |
| 15 | 會抽菸嗎？ | | 經常會 | 幾乎不會 |
| 16 | 會為睡眠問題所苦嗎？ | | 經常會 | 幾乎不會 |

✓ 檢測者能利用本檢查表，客觀分析自己的睡眠類型。如果自我檢測後，判斷有很嚴重的問題，建議接受專科醫生的診斷。

# PART
# 4

打開真正的休息開關

腦有只屬於腦的恢復法。希望各位好好閱讀本章關於睡眠、飲食、運動、冥想等八種實踐法，這些都是讓我就算活到了八十五歲，還能像四十歲的人一樣工作，並享受人生的原因。

# 營運仙村 11 年來
# 所領悟到的腦恢復法

「要怎麼做才能好好消除腦疲勞呢？」

這是我從 2007 年建立了韓國第一個結合「休息」（healing）與「科學」（science）的療癒中心 Healience 仙村後，這十一年以來迎接無數名訪客時，不斷苦惱的問題。

腦本身就具有消除疲勞的能力。腦如果感知到疲勞，身體就會分泌出疲勞恢復因子，中和掉疲勞物質。

但如果長期處於疲勞狀態，或疲勞遽增的話呢？這時候，疲勞恢復因子幾乎會停止活化。此外，對應疲勞物質的疲勞恢復因子的反應性因人而異，即使處於同樣的情況，有人會感覺不到疲勞，有人卻很容易陷入疲勞感。尤其當年紀越大，往往就算休息了也無法完全消除疲勞。這是因為疲勞恢復因子的反應性下降的關係。

因此，如果要解開「要怎麼做才能好好消除腦疲勞呢？」這個問題，我們可以換個問法。

「要怎麼做才能提高疲勞恢復因子的反應力，好好消除腦疲勞呢？」

這可以說是我寫這本書的最大目的。

## 為什麼只要來到仙村，
## 就連癌症患者都會病癒？

為了消除腦疲勞所需要的腦科學過程非常複雜又難以理解。但若要簡明扼要地解釋，我們可以用 healing 這個詞代為說明。

Healing 有「療癒」的意思，指的是透過在大自然中休息、冥想，撫慰疲憊的身體和心理的過程。Healing 也是一種透過改善不佳的生活環境和不良的生活習慣，追求身心健康的過程。

就算沒有現代西方醫學的客觀診斷資料，只要是相關領域的專家，無論是誰都能進行 Healing（療癒），我們可以加強身體本身擁有的自然治癒能力進行療癒。

另外，therapy（治療）指的則是現代醫學嚴格的醫療行為，必須要有醫療執照才能執行，治療會活用最新醫學知識，並使用來自外部的助力。

與 healing 概念相似的用語有 well-being、wellness，這些用語

在概念上稍有差異。Well-being 是 2000 年代初期，源於已開發國家的概念，指的是追求肉體和精神健康，並追求兩者達到協調的生活方式。韓國也曾有段時間掀起了 well-being 熱潮，但因為生活型態的快速改變，我們正從 well-being 轉變成 healing。

Wellness 是最近掀起熱潮的概念，是 well-being 和 fitness 合成的詞。也就是說，wellness 是一種追求身體、精神、社會三個層面的健康達到協調的運動。Well-being 強調身體健康，healing 強調精神健康，而 wellness 可以說是將概念擴大到了社會層面。

回歸正題。如果被好好療癒，內心就會變得舒適。營運仙村的十一年來，我領悟只要在深山這種乾淨的自然環境裡，我們無須參加瑜珈、冥想等特別療程，就能在環境本身中，讓內心取得充分的休息。

某天，我坐在椅子上、出神地望著天空時，一位長期投宿仙村的教授向我搭了話。

「我觀察了您很久，請問天空有多神奇，能讓您看得如此出神呢？」

我都還沒有回答，她就接著說：「博士您出神地望著天空的樣子，和演講的時候看起來完全不一樣。我非常努力要讓自己過得像您一樣，卻不太順利。我才這個年紀就得到了癌症，而博士您都八十五歲了，卻這麼健康……又是演講、又是寫作、又是冥想、又畫文人畫……不禁令我感嘆。」

那位教授原本任職於化妝品公司，她在接受了大學教授的挖角提議後不久，被診斷出了胃癌第一期，並做了內視鏡手術。她說，她本來以為學校應該會比企業好，但壓力卻變得更大了。教授們之間的摩擦、業績評鑑、論文研究、學生們的教學評量等，越想就會發現越多讓人頭痛的事。被診斷出胃癌的時候，她雖然感到驚訝，但也想到該來的還是來了。她在動完手術後長時間待在仙村，直到身心恢復，才又回到了大學。只可惜她的胃卻沒能撐住，病情惡化了，最後醫生甚至建議她把胃切除。於是，她毫無眷戀地向大學丟出辭呈，又回到了仙村，沒多久胃又康復了，她說就連她的主治醫生都驚訝不已。

她能夠找回健康，單純只是因為她擺脫了讓她頭痛的大學工作嗎？不是的。是因為她待在不僅能讓身體休息，還能讓心理休息的地方。像這樣，來到仙村的人都會說在大自然中疲勞會消失。準確地說，他們的意思應該是腦疲勞會消失。有鑑於此，我們應該要將 healing 視為腦疲勞完全消失的狀態才對。

## 腦有只屬於腦的恢復法

從腦科學角度來看，healing，也就是消除腦疲勞的三大要素

如下：

1. 有助於睡眠的褪黑激素
2. 調整幸福感的血清素
3. 愛的催產素

　　以上三大荷爾蒙的機能會依時段而改變。重要的是會讓具有攻擊性的交感神經發揮作用的正腎上腺素、讓我們變得太貪心的多巴胺等荷爾蒙讓腦疲勞加重的時段。舉例來說，如果感受到壓力，腦會減少分泌血清素，而將血清素作為原料製造出來的褪黑激素會跟著減少，讓我們睡不著。不僅如此，發生這些變化的松果體也會發生結構上的變化。這時，我們需要更科學、更專業的休息方法，而不能只靠自然療法。

　　腦的恢復不同於身體的恢復，腦有只屬於腦的恢復法。在這個章節，我想談談我在五十多年的行醫生涯裡研究、親自實踐後發現效果極佳的腦恢復法。希望各位能仔細閱讀本章介紹的睡眠、飲食、運動、呼吸、疲勞控制能力、自律神經鍛鍊等八種實踐事項，這些都是讓我即使到了八十五歲，都還能像四十歲的人一樣工作，並享受人生的原因。

# 睡眠
## 最初 90 分鐘睡眠的力量

　　白天時，我們因為辛苦地工作、承受壓力、暴露於紫外線之中等，體內會產生大量的活性氧。幸好到了晚上，我們會停止白天一直在做的工作和活動，並從有壓力的事當中得到解放，細胞也會減少氧化及受損。

　　重點是睡眠。

　　如果基本睡眠量不足，或雖然取得充足的睡眠，但睡眠品質差，就無法消除疲勞。為了讓腦得到完美的休息，我們必需取得幾乎不會作夢的深度非快速動眼期睡眠（non-REM sleep）

　　睡眠以 90 分鐘為一個週期，一個晚上會反覆 4～5 個週期。最初 90 分鐘的睡眠最深沉（不會作夢的非快速動眼期睡眠），而且腦波會呈現出緩慢的慢波，腦疲勞大多會在這個時候消失。至於會作夢的快速動眼期睡眠（REM sleep），則會借助慢波出現時分泌的生長激素消除身體疲勞。因此，我們可以說睡眠是消除腦疲勞的最佳良藥。實際上，腦脊髓液會在睡覺的時候發揮清洗液

的作用，將腦疲勞因子「β 類澱粉蛋白質」沖掉。

那麼，為了消除腦疲勞，我們要睡多久才夠？

睡眠學者們建議一天至少要睡六個小時。雖然有可能會因季節而稍有不同，但我建議的睡眠規則非常簡單。

```
晚上11點前睡覺
6點前起床
午餐後午睡20分鐘
```

但是，許多人都會晚睡晚起。不少人會盡可能拖延到睡意襲來才去睡覺，搞到最後每到早上都為了上班不遲到而匆匆忙忙地起床，反覆這種生活模式。

讓我們晚上早睡、早上早起一個小時吧。這麼一來命運就會改變。我們早上能規律地運動；從容地與家人一起吃早餐、加深家人之間的感情；用清醒的腦袋讀書。雖然短暫卻會很有效率。

只要早起一個小時閱讀，1 年就能讀超過 100 本書。不管是哪個領域，我們都能自我進修，累積僅次於專家的知識。我們只要好好活用早上的一個小時，就能確保我們擁有能在百歲時代工作一輩子的能力。

## 為什麼睡了很久還是很累？

比起其他事情，我會強調要早點睡，是因為下面幾個原因。

人類的活動─休息週期為 90 分鐘。入睡後的最初 90 分鐘為睡眠第一週期，這時候的睡眠最深沉、品質最好。因此，這時候不能叫醒或妨礙睡著的人。我們必須要在這個週期取得優質的睡眠，接下來的夜晚才能擁有正常的 4 ～ 5 個週期的睡眠，得到充分的休息。

想要在最初入睡的 90 分鐘裡睡得很深沉有幾個訣竅。

那就是「睡前 90 分鐘在 41 度的熱水裡泡 10 分鐘半身浴」。泡 41 度的熱水時交感神經會變興奮，但不久後會變成副交感神經占優勢，疲勞會消失，我們就能夠舒服地休息。特別是在睡前 90 分鐘泡 10 分鐘半身浴，會更好入睡。這是因為睡意會在體溫下降的時候找上門，而下降幅度越大越好入睡。

另一個訣竅是「就算晚睡，也要維持一樣的起床時間」。若想把一天的生物節律調整到最理想的狀態，那就要睡得有規律。因此，就算某天比平時晚睡，隔天也應該要在一樣的時間起床。這樣睡眠週期才有辦法迅速地恢復。如果連起床時間都改變，整個生物節律就會被打亂、更難恢復。

睡眠不是由量，而是由品質決定的。入睡後的最初 90 分鐘

睡眠品質最佳，而越是到半夜，我們越容易作夢、翻來覆去，睡眠品質越差。而最後兩個小時的睡眠，其實是裝飾用的睡眠，就算不睡也無妨。

因此，我們沒必要因為昨天事情太多、太累，就刻意睡很久。這樣反而會使生活步調變得不規律。不要說是消除疲勞了，反而很有可能會使疲勞加重。不管睡得多還少，我們需要的優質的義務性睡眠是固定的。睡得越多，只會讓品質不良的睡眠增加而已。

## 生長激素的魔法

「睡得好，長得高。」這句話在科學上是正確的，因為生長激素在晚上 10 點到凌晨 2 點之間分泌得最多。因此，最晚也要晚上 11 點睡覺，才有助孩子們成長。這對停止成長的成年人來說也一樣。停止成長並不代表生長激素停止分泌。成年人的體內也會分泌出生長激素，只不過因為生長板關起來了，所以才會無法進行肉眼看得到的成長。生長激素具有下面幾項重要的功能。

## 有助消除疲勞

晚上 10 點到凌晨 2 點之間睡覺的最初 90 分鐘內分泌出來的生長激素，扮演著消除疲勞的關鍵角色，如果錯過這個黃金時段，不管睡得再怎麼多，對消除疲勞也不會有太大的幫助。

## 會使皮膚代謝變得活躍

「睡美容覺」這句話可不是隨便說說的。因為生長激素會深深影響皮膚的代謝過程，一整晚輾轉難眠的人隔天馬上能從臉色看出來。廣為人知的「內在美」（inner beauty）的真髓，正是生長激素。

## 對減重很有效

生長激素也會影響脂肪代謝。由於生長激素會促進分解、燃燒脂肪，因此生長激素分泌得越多，就會變得越苗條。

## 會把短期記憶儲存成長期記憶

從腦科學角度來看，開夜車念書是沒有效率的讀書方法。就算念得很多，卻沒有任何東西留在腦袋裡。這樣還不如在睡眠第一週期好好睡一覺。那麼，體內會分泌出生長激素，而讀到那個時候的短期記憶將會被儲存成長期記憶。

## 在太陽下輕鬆地散步吧！

有助於睡眠的荷爾蒙有血清素和褪黑激素。白天時，光會照入視網膜合成出血清素。到了晚上，儲存在腦裡的血清素會合成出褪黑激素。

褪黑激素是不可或缺的睡眠荷爾蒙，它會透過抗氧化作用，去除白天時累積在我們體內的活性氧。這也是好好地睡一覺後，隔天早上起床時會覺得很清爽的原因。當我們睡著時，血清素的機能完全下降、褪黑激素會活躍地運作，並在凌晨兩點左右達到高峰。等到天亮，褪黑激素的機能漸漸變弱，血清素會取代褪黑激素，漸漸活化。

血清素除了是褪黑激素的原料，也扮演著各種角色。血清素是本能被滿足的時候會分泌出來的愉悅的快感物質。此外，它會調節腦、避免腦做出極端的判斷，並維持體內平衡等，就如同管弦樂團的指揮一樣，是非常重要的荷爾蒙。為了促進血清素產生，我們需要三種刺激：陽光、有節奏感的運動、簡單的社交活動。

因此，在早晨的陽光下輕鬆地享受散步，最有助於產生血清素。另外，小孩和成年人的睡眠品質有差異也是因為這個原因。白天的時候，小孩比大人更有機會暴露在陽光下，因此能合成出

充分的血清素。也因此，晚上有許多血清素會被合成為褪黑激素，幫助取得深度睡眠。相反地，常常在室內活動的成年人並沒有足夠的機會合成出血清素，所以失眠的機率比較高。為了預防失眠，我們應該要在白天的時候散步或和睦地參與聚會等，藉此合成出許多血清素。

## 如果有睡眠障礙

如果睡不著或無法取得深度睡眠，那不僅要注意生活習慣，還需要更專業的治療。

有許多人會因為打呼而無法取得深度睡眠。單純的打呼就是個問題，而如果是打呼到一半會暫停呼吸的睡眠呼吸中止症，那問題就更嚴重了。睡眠呼吸中止症很有可能會引起心律不整等心血管疾病，因此一定要接受專業醫生的診療。

現在，我們在家裡能借助持續性陽壓呼吸器（CPAP）打開睡覺時被堵住的氣管。使用 CPAP，患者就能在睡覺的時候正常地呼吸，睡得舒服。

有人會因為睡不著而服用安眠藥，但原則上，安眠藥必須要在專業醫生的診療下短期服用。有研究指出，安眠藥只有讓人提

早十幾分鐘入睡、延長睡眠時間十幾分鐘的效果而已。也就是說，安眠藥頂多只有安慰劑效應。

也有人說自己要喝酒才睡得著。感到緊張或不安時喝一兩杯是沒有什麼關係，但飲酒過量反而會打亂生物節律。如果長期服用安眠藥或飲酒變成習慣，這種情況可以說是上癮，而不是在幫助入睡。如果睡不著，那不如乾脆靜靜地躺著。光是靜靜地躺著，就能得到 70% 的疲勞消除效果。

仙村有為受失眠所苦的人提供自然睡眠療程。這個療程能維持身心平衡、促進腦分泌出睡眠荷爾蒙的原料血清素，因此反應不錯。

## 每 90 分鐘休息一次

睡眠專家們會向失眠患者建議的治療法中有一種午睡療法。竟然要失眠的患者午睡？乍聽之下，各位可能會無法理解，竟然要晚上睡不著的人午睡，這樣晚上不是會更睡不著嗎？

但是，無論是健康的人，還是失眠患者都建議午睡是有醫學根據的。我們的身體活動會以 90 分鐘為一個週期，畫出上下波動的曲線。因此，認真地活動了 90 分鐘後最好休息一下。而在這

個休息時間午睡，當然符合身體的生理節律。

睡一頓午覺後，我們的腦袋會變得很清新，彷彿在一天內迎接了兩次清爽的早晨，下午的工作效率會和上午一樣。這當然也有助消除疲勞。

一開始建議失眠患者午睡時，患者會擔心要是晚上變得更加無法入睡該怎麼辦。但只要持續進行午睡療法，就算晚上睡不著，患者也會覺得「白天已經睡一點了，所以沒有關係」，或是「大不了明天午睡」而感到安心。失眠患者往往會因為擔心「要是今天也睡不著該怎麼辦」而驅趕睡意，但午睡會幫助患者消除這種不安感。這種心理上的安定感會讓腦從交感神經占優勢的狀態，變成副交感神經占優勢的狀態，進而促進睡眠。

一般人從躺到床上到入睡大約需要 20 分鐘。但失眠患者會因為睡不著而翻來覆去。這時，因為 DMN 活化的關係，患者會因為腦袋浮現各種想法而覺得頭痛。若是如此，我們可以透過正念冥想抑制 DMN 活動。關於正念冥想，我會在「呼息與冥想」裡仔細說明。

此外，我們也可以考慮採用哈佛大學睡眠門診所推薦的，直到想睡覺前都不躺上床的「睡眠限制療法」，或是故意延後睡覺時間、提升睡眠品質的「睡眠計畫法」。

# 飲食與營養
# 候鳥不會累的原因

為了消除腦疲勞，正確的飲食習慣和營養攝取非常地重要。規律、正確的飲食習慣是維持健康、消除腦疲勞時不可或缺的要素。那麼，哪些營養成分能消除腦疲勞呢？

從腦科學角度來看，疲勞指的是自律神經司令部「粒線體」因為活性氧氧化而導致腦機能下降。那麼，是不是只要吃廣為人知能去除活性氧的食物，就能從疲勞中恢復？實驗結果顯示，大部分的食物雖然有助於消除身體器官的疲勞，但對消除腦疲勞卻沒有什麼特別的效果。

但在梶本修身教授的主導下，在四所大學、十八家企業利用各種食材進行調查後，研究團隊找到了對消除腦疲勞特別有效的食物，那就是「雞胸肉」。

這個研究團隊對二十三種廣為人知、有助消除疲勞的食品進行了調查，而調查結果發現，咪唑二肽（imidazole peptide）的效果最佳。咪唑二肽展現出了減緩氧化壓力、減少疲勞的功效。

受到研究團隊矚目的，是以細弱的身軀飛行數千公里的候鳥。研究結果顯示，讓候鳥能不斷振翅的胸部肉中含有大量的咪唑二肽，這個成分就是讓候鳥就算飛了數千公里也不會累的抗疲勞成分。

　　除了候鳥，在海裡不停地游泳的鮪魚尾巴裡也富含咪唑二肽。

　　雞胸肉富含大量的咪唑二肽。當然其他肉類、魚類中也含有這個成分，不過含量很少，不足以讓我們攝取到每日所需。

　　為了持續性地減少腦中的氧化壓力、達到抗疲勞效果，每天必須攝取 200mg 的咪唑二肽，而且至少要攝取兩個星期。一天只要食用半塊雞胸肉，就能充分攝取咪唑二肽。雖然牛、豬等肉類也含有咪唑二肽，但與雞胸肉相比含量較少，必須吃很多才能達到 200mg。

　　咪唑二肽很耐熱，因此不管是煎、煮、炸都可以，按照個人喜好調理、食用即可。此外，因為咪唑二肽是水溶性成分，也很適合熬湯。不過長時間用火煎可能會使咪唑二肽變性，要稍微注意。

　　實際上，研究證實服用咪唑二肽 200mg 兩個星期，就能抑制腦疲勞導致的效率下降、減少疲勞感、抑制細胞受損及氧化，效果值得矚目。最近在日本也販售著許多膠囊或飲料類保健食品。

　　除了消除疲勞，咪唑二肽還有下面幾個效果。

## 防止老化

咪唑二肽能夠有效地避免 DNA 因活性氧而受損，進而防止老化。根據女性服用咪唑二肽的實驗結果證實，咪唑二肽驚人地抑制了活性氧的不良反應，使皮膚變年輕了。

## 保護腦機能

引起阿茲海默症或糖尿病的失智症為異常蛋白質或糖結合蛋白（AGE）在腦中累積，產生大量的活性氧所致。咪唑二肽會啟動強力的功能，去除活性氧或異常蛋白質造成的毒素、保護腦細胞。

## 提升運動能力

攝取咪唑二肽後運動的結果顯示，運動能力得到了提升。

除了咪唑二肽，還有許多保健食品有助於消除腦疲勞。

## 水溶性矽

矽是組成我們人體的組織和內臟的物質。矽又尤其是構成腸、血管內壁、粒線體、造血器官中的骨骼成分等與生命有直接

關係的成分。矽會在這些重要的內臟受傷時修復細胞，並成為製造新細胞時需要的材料。此外，矽對抑制細菌繁殖、提高免疫力、預防生活習慣病具有卓越的效果。基於矽卓越的能力，日本珪素醫科學學會將矽做成了醫學用輔助治療劑，因而受到了矚目。

簡單地說，矽會對人體帶來如下的效果。

第一，具有排毒效果、能淨化腸內環境，並能預防腸氧化。

第二，扮演防止微血管老化的關鍵角色。

第三，活化會隨著年齡增加而萎縮的胸腺，提高免疫力。

第四，會修復受損的粒線體。不僅有助於恢復整個腦的機能，也有助於治療失智症和帕金森氏症。

第五，矽也會與膠原蛋白和鈣起作用。因此，不僅能幫助我們擁有漂亮的肌膚，也有益於提高骨質密度。

富含水溶性矽的食材有海藻、玄米、大麥、白蘿蔔、人參、蔬菜等。由於只靠日常生活飲食經常攝取不足，市面上也推出了含有水溶性矽的飲料產品（名叫「救命珪素」的日本產品）。根據實驗結果顯示，每天服用 10ml、連續服用一個星期，該產品不僅對癌症有幫助，還具有各種驚人的效果。該產品還通過了醫療保健食品標準嚴格的德國標準，目前在保健食品市場中銷售量位居第一。

## 檸檬酸

日本九州大學研究團隊指出，檸檬酸也具有抗疲勞效果。只不過，檸檬酸的機制與咪唑二肽不同。

如果細胞因為氧化壓力而變得缺乏能量、導致疲勞累積，檸檬酸會在粒線體內活化檸檬酸循環，重新製造能量，進而減輕腦疲勞。

如果要利用檸檬酸消除疲勞，一天只要攝取兩顆檸檬、兩顆梅子、一大匙黑醋即可。

## 飲料

氾濫於市面的無數種飲料，都打著「對疲憊的身體和疲勞的腦袋有益」的口號誘惑我們。實際上，喝飲料的當下會覺得清爽、清涼，心情也會變好，好像有力量湧上來，這只是短暫的興奮效果而已。這些飲料產品反而會掩蓋住累積的疲勞，可能會引起更嚴重的問題。我們要盡量避免服用在市面中流通來路不明的飲料。

韓國市面上有一種叫「Brain Fresh」的產品，該產品會提供我們難以從一般飲食攝取，但身體需要的微量、不可或缺的礦物質等營養素。

其他只是籠統地標榜著能消除疲勞的飲料，對我們疲勞的腦並沒有什麼幫助。

## 光是細嚼慢嚥，疲勞就會消失

仙村的每張餐桌上，都會放一個 30 分鐘的沙漏。會在餐桌上放沙漏，是為了向來訪仙村的訪客們強調「30‧ 30‧ 30 飲食習慣」。

> 一天吃超過30種食物
> 一口嚼30次、
> 一餐吃30分鐘。

只要好好咀嚼食物，食物就會和唾液攪拌均勻而更好消化。

唾液裡除了有澱粉酵素等消化酵素外，還有負責抗菌和免

疫，叫作「過氧化酶」的酵素。過氧化酶會去除引起疲勞的活性氧，使細胞維持健康。也就是說，光是細嚼慢嚥就能減緩疲勞。

慢慢吃東西的習慣，對體重控制也有相當好的效果。

愛荷華大學研究團隊的實驗結果顯示，咀嚼次數提升為 1.5 倍的實驗組比沒那麼做的對照組少攝取了 9.5% 的披薩。而咀嚼次數提升到 2 倍時，披薩攝取量甚至減少了 14.8%。

這種規律的咀嚼運動會刺激分布於腦幹的血清素神經、控制食慾。刺激飽食中樞需要 15 ～ 20 分鐘，而我們能透過細嚼慢嚥來控制食慾。吃得越快越容易吃太多正是因為這個原因。

此外，請各位不要忘了，急著吃東西會使交感神經興奮。我們應該要在吃飯的時候交談，在愉快的氣氛下吃東西，提高副交感神經。

# 運動
## 一點一點，慢慢地，持續運動

　　無論是腦還是身體，談到健康時，我們必須要考慮到整個人體，也就是要全面性地去探討。同樣地，提到腦疲勞時，當然不能不提到運動。

　　到目前為止，並沒有研究報告指出有哪些運動特別對腦疲勞有益。只不過，有鑑於運動和粒線體之間的關係，我下了一個結論：不勉強地持續運動有助消除腦疲勞。

　　如果毫無計畫地直接讓身體舒舒服服地休息，我們的腦會判斷「看來已經不需要能量了」，這會使粒線體的機能下降，或使粒線體的數量減少。因此，我們應該要持續做輕度運動，維持粒線體機能健康。

　　以下是我基於在仙村時的經驗得到的幾個結論。

### 會使心情變清爽的運動才是好的運動

　　周圍的環境要舒適才行，在滿是廢氣的市中心跑步並不適合

消除腦疲勞。

## 早上運動有益健康

　　和煦的陽光、清新的空氣，在充滿負離子的早晨時段，我們的身體會分泌出最多血清素等活性激素。

## 平時就抽空運動

　　受腦疲勞之苦的人，大多都是因為腦力勞動過重而疲憊不堪的人。因此，比起刻意空出時間運動，平時在日常生活中抽空運動會更有幫助。光是抽空運動就能充分消除腦疲勞。不搭手扶梯、改走樓梯，上班時間有空就舒展身體，如果距離不遠就走路而不開車等，最好抽空做各種運動。

## 做會慢慢活動身體的運動

　　為了消除腦疲勞而運動時，不能像是在鍛鍊肉體一樣運動。我們要適當地刺激腦，讓腦感到清爽。過度運動反而只會加重腦疲勞。因此，瑜珈、太極拳等會慢慢放鬆身體的運動比較適合用來消除腦疲勞。舒展身體也是一種不會讓身體吃不消的好運動。但比起各種運動，結束疲憊的工作後，早點回家休息對消除腦疲勞最有幫助。

# 呼息與冥想
## 美國為什麼會對正念狂熱？

呼吸是唯一能夠直接調整自律神經的方法。

如果交感神經興奮，呼吸會變淺、變急促。而為了攻擊與防禦，我們會很自然地蜷縮身體。這時，肺會完全封閉起來，導致二氧化碳累積，最後引起氧化作用。讓我們想像一個人生氣時的樣子。我們馬上就能想像這個人氣喘吁吁，呼吸很急促，脈搏也很快。但尷尬的是，我們平常在無意識中就會這樣呼吸。

在這種狀態下，我們必須要讓副交感神經占優勢，身心才會變得舒服。我們可以挺直腰桿坐著，並安靜地用嘴巴吐出又細又長的氣。如果讓下腹部像是要貼到背上一樣，把身體裡所有的雜質都吐出來的話，就會變成副交感神經占優勢，我們會變得很舒服。

吐完氣後，讓我們吸氣吸到肚子凸出來。這時，我們要用鼻子慢慢地、輕輕地吸氣。吸氣時會變成交感神經占優勢，因此自律神經會取得平衡。

像這種讓交感神經占優勢變成副交感神經占優勢的一連串呼吸過程與「冥想呼吸法」一樣，交感神經興奮時會分泌出來的正腎上腺素會停止分泌，內心就會變得舒服，腦也會分泌出舒適荷爾蒙「血清素」。

　　為了調節自律神經，首先，我們要採取正確的姿勢。去看看拳擊選手吧。比賽的時候，他們會把整個身體都縮起來，會採取這種姿勢是所有動物的本能，這是由於為了攻擊或防禦，縮起身體才能有效地戰鬥。這個時候當然是交感神經占優勢。

　　但如果一回合結束，拳擊選手便會回到角落，垂下雙臂、挺直腰桿。那個瞬間，大腦會從交感神經占優勢變成副交感神經占優勢的狀態，停止戰鬥模式「分泌正腎上腺素」，並切換成令人感到舒服的血清素休息模式。

　　所有的冥想會強調姿勢要端正就是因為這些原因。

　　韓國也慢慢掀起了冥想熱潮。冥想的傳統悠久，從佛陀發現調節自律神經最有效果的方法是安靜地冥想後，在佛家，冥想成了修道時不可或缺的一環。但是，冥想卻沒有普及到民間。冥想一直到美國最近找到了與冥想效果有關的科學根據，才重新受到了矚目。

## 冥想是經過證實的「科學」

　　「正念」在美國掀起了熱潮，不僅是世界級的腦科學學者，就連跨國大企業也對正念狂熱。為什麼走在科學尖端的美國會關注冥想呢？

　　美國人的基因裡深深烙印著美國夢與開拓精神。他們的祖先朝著陌生的新大陸，越過了暴風雨肆虐的大西洋，他們其中有些人是貧困的底層民眾，也有許多罪犯。他們離開了身分制度社會鞏固的歐洲，追求著「只要揮汗努力，就能擁有自己的土地，獲得成功」的夢，奔向了美洲。他們僅憑一把槍，與家人一起越過野生草原，又與原住民印地安人打仗，並一步一步開拓了貧脊的土地。他們度過了這段激烈的開拓史。

　　因此，朝成功邁進的夢想就像命中注定一樣，扎根於美國人的靈魂裡。美國人從小開始就會為了實現夢想而不斷地做各種嘗試。他們認為，什麼都不做傻傻地站在原地，等於犯下滔天大罪。為了成功，就必須要競爭，而既然都競爭了，就必須要贏才行。美國會成為強國，正是因為有這樣的背景因素。

　　問題是，如此激烈的競爭環境已經達到了極限。我在 1960年代留學美國時，當時的美國人只知道要怎麼有效率地完成工作，卻不曉得要停下來休息，因為對他們來說，停下腳步即意味

著失敗，這就如同一臺有油門卻沒有煞車的汽車。

但最近的美國變了。而以非常驚人的速度掀起熱潮的，就是正念冥想。明明直到不久之前，美國人都只覺得東方的參禪或冥想既神祕又陌生，但他們現在卻變得非常熱衷。為什麼會發生這種變化呢？

美國人享受著比其他任何國家的國民都還要富足的物質生活。他們握著財富與名聲，尤其是大企業老闆們都成了世界級的富豪。但是，物質生活越是豐裕，他們的內心卻變得越疲勞。雖然他們開豪華的派對、搭郵輪環遊世界、四處旅行，卻會感受到無法被填滿的滿足感和空虛感。最後，他們自然就會覺察，要是自己的內心不休息，就無法得到真正的休息。

相信各位都聽過「耗盡症候群」。耗盡症候群是一個人為了成功而埋首於工作，到最後身心都變得疲憊不堪而失去幹勁的狀態。然而「正念將會把他們從這種狀況中解救出來」，這就是美國人下的結論。

實際上，美國最頂尖的新英格蘭科學家集團（New England Frontier Science Group）每兩年就會邀請達賴喇嘛進行談話，並且會利用最尖端的腦科學設備對冥想進行調查。然後，他們下了某個結論。

「冥想不是東方的神祕活動，而是經過證實的一門科學。」

也就是說，美國的先鋒腦科學家們下了這樣的結論：「正念冥想是消除腦疲勞最好的方法。」美國人是比較功利的，如果某件事情沒有效果，就算有其他人在做，他們也不會跟著去做。他們只會在親自體驗，並確認有效果後，才會正式投入。換句話說，美國人親自體驗到了腦休息有多麼重要，並領悟到了正念是最棒的休息。

說到競爭，韓國幾乎和美國一樣激烈。應該說，和美國相比，有過之無不及。但我們卻仍在繼續向前衝。雖然大家早已因為過勞而疲憊不已，卻還是受到「必須咬牙向前衝」的強迫症所苦。如果建議韓國人去冥想，他們會立刻這麼說：「我這麼忙耶？」

明明連自己都不曉得自己要去哪裡，卻一味地只是拚命向前衝。我會寫下關於腦疲勞和真正的休息的書，或許就是因為這種狀況。

## 受美國人矚目的正念的效果

　　我們將「利用冥想等的腦休息法」統稱為正念。正念與我們從很久以前開始就做的傳統呼吸法並沒有太大的差異。只不過，美國利用了最尖端的腦科學設備，用科學方法證明了正念的效果而已。

　　讓我們來看看用科學方法證實的正念效果中，值得矚目的幾個效果。

　　前面也提過，DMN 的發現在腦科學領域是相當重要的事件。DMN 是一種在我們靜止不動的時候也會活動的神經迴路，會消耗 60 ～ 80% 的腦能量。此外，再怎麼忙於工作的人，一天之中有一半以上的能量也一樣被用在 DMN 活動上。我們必須要抑制能量被這樣無謂地浪費，而效果最好的方法就是正念。

　　正念冥想不僅能消除腦疲勞，還能讓腦變得不會疲憊。冥想的時候，安靜地整理腦和內心的區域會變得活躍，壓力荷爾蒙「皮質醇」會減少。我們能藉此鍛鍊出抗壓性強的腦。此外，我們可以透過神經回饋（neurofeedback，透過活化、抑制腦波，使某個腦波狀態變得發達的方法）訓練整頓我們的腦，使腦成長。

　　值得一提的正念效果如下。

① 提高注意力

② 提高情緒調整能力

③ 自我認知產生變化

④ 改善免疫機能

⑤ 讓腦取得休息

⑥ 提升判斷力

⑦ 達到放鬆效果，幫助我們入睡

⑧ 充滿幹勁

⑨ 提高創意力

⑩ 改善人際關係


　　科學家們利用前面介紹過的震動影像檢查，比較了冥想前後的變化。雖然因人而異，但一般來說，冥想後注意力得到了提升、情緒變異明顯下降，安定性變高了。

　　到現在，都還有腦科學實驗繼續在驗證正念的效果。期待這些驗證結果會特別在第四次工業革命時代的商業活動中，開拓出廣大的市場。

# 正向重置
# 腦會支配身體

　　日本認知科學家苫米地英人指出，我們的身體會自行按照我們思考的方向活動，使身體恢復健康。這種現象稱為腦迴路的「正向重置」（reset）。在腦科學界，這個事實早已廣為人知，但大部分的人卻對這個主張抱持高度的懷疑。

　　但實際上，如果確信「我很健康」的話，變健康的機率會比較高。這是因為腦會遵守恆定性法則，往那個方向活動的關係。相反地，如果想著「我很病弱」，那真的會很容易生病。腦就是這樣擁有神秘的力量。因此，就算我們患病，也應該要抱著信心，反覆對自己說「我正在變健康，我馬上就會恢復」。正向的自我確信與自我斷定，就是如此重要。

## 說出來的話會成真

　　相信各位都聽過「心靈影像療法」。這個療法意味著只要一直在腦袋裡想著明亮、健康、正向的畫面，身體就會漸漸往那個方向前進。

　　來到仙村的人們或多或少都有身體和心理的病痛。想要身心都遠離被污染的都市生活，在大自然中養病的人，就會選擇來仙村。但事實上，無論是在家裡、醫院或是在山上，最重要的還是自己抱持著什麼樣的心態。

　　實際上，來到仙村的人中，抱持著「來這裡真是來對了，好舒服，好棒，這樣待一陣子，肯定會康復，一定會恢復健康。」這種正面想法的人，療癒過程都相當地好。相反地，帶著負面想法的人，療癒過程也都不太樂觀。我們要把心中「我好痛苦」的想法轉變成「我很健康」，這樣身體才會從「病痛」轉為「健康」，得到康復。

　　相信各位常常會聽到罹患癌症末期、醫院放棄治療的患者到深山後，明明沒有特別接受治療，癌症卻好了。雖然人們都說這是奇蹟，但從認知科學的角度來看，這一點也不奇怪。這是因為只要一直想著正向的事情，就會得到正向結果的關係。當然，我們有時候可能會因為覺得太痛了而說出「唉，要死人了。」這種

軟弱的話。這種時候，我們只要再正向思考「我這是怎麼了？真不像是我會說出來的話。」就可以了。

　　雖然提到我自己的事情會有點不好意思，但我寫作時，或寫完一個段落後，都會自言自語說「我一定是天才」。而只要這麼一說，腦袋裡就會突然浮現好點子，文章會寫得更順。積極正向的自言自語擁有能將無意識變得正向的力量。讓我們每天都為自己說一句積極正面的話吧。

# 額葉調節能力
# 要懂得管理原始感情


額葉，是讓人類有人類該有的樣子的腦的總司令部。

額葉不僅掌管智力、判斷力、計畫能力、推理能力、創造力，也統籌人類該有的感情、品性、名譽、信任、愛、自豪、自尊心等。因此，額葉不僅重要，也必須很敏感才行。

如果額葉老化，人也會跟著變老。有報告顯示，人到了七十歲，整個腦容量會減少 6%。如果沒有善加管理，額葉的損失率會高達 29%。有時候，我們會看到有人退休之後突然變成一頭白髮，或是行動、想法變得跟傻瓜一樣遲緩，一下子老了許多。這些情況就是因為沒有好好管理額葉而導致的結果。在精神科，我們稱這種症狀為「額葉症候群」。

感受腦疲勞的區域在額葉的眼眶額葉皮質裡。偵測疲勞、思考解決方案，也都是由額葉負責。此外，前面提到掌管人類的高層次精神的 DMN、SN、CEN 的聯合迴路，也集中分布在額葉裡。

接下來，讓我們仔細了解如此重要的額葉，究竟負責哪些事情。首先，前額葉皮質範圍很廣，因此如同下面所示，扮演著各種角色。

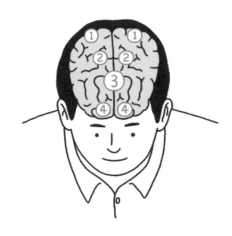

　　① 工作腦
　　② 轉換腦
　　③ 共鳴腦
　　④ 學習腦

## ① 工作腦

　　工作腦會把新接收到的資訊和過去累積的資訊結合起來，讓我們能馬上做出判斷並行動。由正腎上腺素介入管理。

## ② 轉換腦

　　會依狀況改變目標或轉換情緒，改變腦的方向。由血清素介入管理。

### ③ 共鳴腦

會看對方的表情或行為，察覺對方的情緒。也就是說，共鳴腦具有非語言溝通功能。由血清素介入管理。

### ④ 學習腦

學習腦會期待得到恰當的回報。如果期待被滿足，學習腦就會被激勵，而變得充滿幹勁、更想去做那件事情。由多巴胺介入管理。

如果下視丘將「腦很疲勞」的警告信號傳送給眼眶額葉皮質，眼眶額葉皮質會採取恰當的應對，避免腦疲勞累積。這個時候，眼眶額葉皮質並不會單獨去應對。它會和上面的各種腦一起綜合資訊後做出判斷。舉例來說，原本的情緒會從邊緣系統的杏仁核出發。由於這個情緒還沒有被過濾，因此非常地粗暴、原始，又具有攻擊性。如果直接以行動表現出來，一個不小心將有可能會釀成大禍。

從杏仁核出發的原始情緒會沿著連結迴路被送到眼眶額葉皮質。接下來，眼眶額葉皮質會向整個額葉諮詢要怎麼處理這份情緒，並決定要以什麼方式表現出來。有時候腦會無視或壓抑感情，有時候則會表達出來，但表現得較為柔和、調整得較為理性。

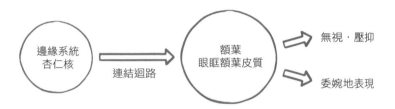

我們在新聞上看到的報復性駕駛就是一把火上來的瞬間，額葉沒有調節杏仁核發送的信號、原原本本地表達出怒氣的情況。在精神醫學，我們稱之為衝動控制障礙。關於這個機能，孩子在三歲前做出危險的行為時，父母必須抱著溫暖的愛，對孩子說「不行！」、制止孩子、教育孩子，連結迴路才會形成。

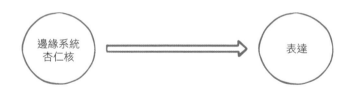

但最近的媽媽們都不會說「不行！」，就算孩子做了壞事，媽媽們也會放任不管。因為怕壞了寶貝孩子的心情，她們甚至都不會訓斥孩子。像這樣沒能培養克制能力長大的孩子只要受到一點刺激，就會讓情緒原原本本地爆發出來。最後會變得無法保持圓滿的人際關係。

邊緣系統就宛如一頭野獸，會遵循本能，並有著總是只追求

快樂的本能。因此，理性的額葉必須要從中調整。我們必須將邊緣系統粗暴又露骨的感情或慾望，調整成人類該有的樣子，將其昇華為高層次的感情。只不過，如果一味地壓抑，會使邊緣系統和下視丘負擔過重，最後可能會導致杏仁核反抗。

請各位要銘記，我們要好好管理掌管理性的判斷、高層次的感情、幹勁、人格等的腦的總司令部「額葉」，別人才會對我們以禮相待。

# 疲勞控制能力
## 能避免疲勞的九個原則

在腦疲勞累積、出問題之前，我們要事先積極預防。肌力如果變弱了，可以透過運動增強，但腦神經一旦被破壞就無法復原。

無論是身體疲勞，還是精神疲勞，疲勞的都是自律神經，都是有著那個中樞的腦。年紀越大，自律神經的機能就會明顯下降。若與十幾歲時相比，四十幾歲時的機能只會剩下二分之一、六十幾歲時只會剩下四分之一左右。其中，交感神經的機能會在二十幾歲時快速下降，而副交感神經的機能則會在四十幾歲時驟降。[5]

問題是，肌力在六十幾歲的時候僅僅只是少了二十幾歲時的30%左右而已，卻很容易被察覺到。但與之相比，自律神經機能明明降低得更嚴重，我們卻不太容易察覺。這是因為我們年輕時

---

5　東京疲勞・睡眠診所，梶本修身教授。

的記憶或智力還在，因此誤以為自己還年輕的關係。

　　自律神經分布在與維繫生命有關的全身器官裡。因此，只要自律神經衰老，全身就會跟著老化。此外，雖然肌肉會在睡覺或休息的時候休息，但腦二十四小時都不斷地在運作，這就是為什麼預防腦疲勞很重要。

　　簡單地說，我們要避免過度用腦，並讓腦感到舒適、愉快。為此，我們要考慮到自己的腦容量和能力，避免讓疲勞累積。梶本修身教授替這種能力取名為「疲勞控制能力」。讓我來為各位介紹九種能提升疲勞控制力的方法。

## 1. 花最少的力氣處理資訊

　　把資訊輸入到腦中的時候，讓我們盡可能只去整理、記得一定要處理的最少資訊量。然後花最少的力氣，有效率地挑出需要的資訊，並迅速、正確地處理資訊。

## 2. 習慣由上而下處理資訊

　　由上而下（top-down）處理指先確認整體情況，再處理細節。相反地，由下而上（bottom-up）處理會先從細節開始處理，之後再確認整體狀況。就算上了年紀，我們也可以培養由上而下處理的能力。此外，我們可以只輸入自己需要的資訊到腦裡，將腦的負擔降到最低。

### 3. 決定優先順序

　　事件、事故並不會按照順序一件一件發生。以一天為例，有時候，我們的一天會非常平穩、沒有發生什麼特別的事情。但有時候，會從早到晚都像是有地雷到處爆炸一樣，發生一堆事情。像這樣一下子爆出一堆事情時，我們的腦也很有可能會跟著爆炸。因此，我們應該要培養決定優先順序，先從重要的事情開始處理的能力。

### 4. 培養後設認知能力

　　後設認知（metacognition）指的是高層次的認知。這是一種客觀地自我評鑑自己當下的知覺、思考、記憶、行動等認知處理過程，並加以控制的腦的活動。簡單地說，我們可以稱之為「對思考進行的思考」。

　　舉例來說，馬拉松選手在跑步的時候，並不會只用一樣的速度跑步。他們會一邊觀察自己的身體，一邊調整速度。像這樣，越是培養仔細觀察自己的能力，就能越正確地察覺到自己在做什麼，也更能預防腦疲勞。

### 5. 縮短集中注意力的時間

　　前面有說過，越是集中注意力，就越會使腦疲勞加重。但對忙碌的現代人來說，注意力是不可或缺的東西。這時，我們不要

把注意力都集中在一個地方。我們要像是在高處俯瞰一切般，分配注意力。

如果去看棒球賽，我們就能發現如果 2 秒內沒有球丟過來，打擊手就會離開擊球區，集中注意力的時間意外地短。同樣的，比起只做一件事情，做各種事情也有助於減少腦疲勞。

## 6. 培養空間認知能力

有研究結果顯示，小時候常常玩積木、在戶外活動、玩立體遊戲等能夠培養空間認知能力的遊戲的孩子，長大後比較容易將腦疲勞降低。

## 7. 從一開始就隔絕不必要的資訊

記憶容量是有限的。但是，一旦有資訊被輸入到腦裡，那個資訊就會變得很難刪除。因此，豎起天線取得與目的相關的資訊後，只輸入需要的資訊到腦裡，對腦比較有益。

## 8. 用 60% 的力氣取得 70% 的結果

用 100% 的努力換得 100% 的結果？雖然這種想法很理想，但現實卻並非如此。如果用盡全力，腦會承受不住。我們要留下力氣，明天才能表現得跟今天一樣好，效率也會比較好。我們要先從重要的事情開始，有效率地處理事情。

## 9. 禁止讓情緒爆發

情緒會爆發有兩種情況。第一,忍無可忍而爆發。第二,因為覺得那麼做才能強烈地傳達自己的真心。

但無論是哪種情況,吃虧的都是自己。如果是第一種情況,代表那個人的人格有問題,人們將會無視那個人。如果是第二種情況,不僅傳達不了真心,還會讓對方心情不好。

# 自律神經訓練
# 鍛鍊復原力

　　隨著年齡增加，身體會老化，自律神經的機能也一樣會下降。隨著肉體老化，自律神經的機能會不可避免地跟著下降。但是，現代人錯誤的生活習慣導致的自律神經機能下降，是非常嚴重的問題。

　　很不幸地，隨著追求便利、舒適、效率的科學文明日益發達，我們的自律神經機能正在明顯下降。如果覺得冷，只要開暖氣就可以了；如果覺得熱，只要按下冷氣開關就可以消解暑氣。由於體溫會被自動調節，因此本來應該要調節體溫的自律神經會變得無事可做。如果這種狀態長時間持續下去，汗腺機能也會退化，我們會變得連短暫的寒冷或暑氣都無法忍受，還會變得很容易動不動就感冒或中暑。到最後，抗壓性會變得非常地弱。

　　此外，隨著交通工具的發明與普及，我們變得不需要走路、不再氣喘吁吁，自律神經也就不太需要調整心跳數或呼吸。但如果持續下去，我們最後可能會面臨「自律神經退化」這種緊急狀

況。

這時，各位可能會產生疑問。如果站在腦疲勞的角度來看，自律神經既然變得不需要做事，那就不再需要使用交感神經，這麼一來腦不是會變得更輕鬆嗎？

這麼想可就大錯特錯了。各位必須要注意，壓力引起的交感神經興奮或活化，與日常生活中交感神經占優勢的情況是截然不同的。

舉例來說，身體在運動時感受到的壓力，與上司斥責我們時感受到的壓力，不管是在程度上還是品質上，都是截然不同的。相信我不用刻意說明，各位都應該在日常生活中感受過，運動完後身體會放鬆，心情會變得舒暢。運動時變得興奮的交感神經會一子就得到緩解，變成副交感神經占優勢。這時，身體雖然很累，心情卻會變得很好。對腦來說，它取得了優質的休息。

相反地，如果被訓斥，就算回到座位，腦袋裡也一直都會是那件事情。最後，交感神經興奮的狀態會一直持續下去，副交感神經因此無法占優勢。而問題就出在這裡。

我們擔心、探討到現在的東西就是屬於後者的壓力。由於交感神經一直處於高亢的狀態，腦會因此突然變得很疲勞。

最根本的解決之道是強化自律神經的機能，鍛鍊抗壓性。但如果只是調節自律神經、使其保持平衡是不夠的。我們必須要鍛鍊、強化自律神經。只要鍛鍊自律神經，「恢復力」就會變強。

恢復力又稱為「抵抗力」，指自律神經在遇到不利的狀況後，恢復到平衡狀態的能力。雖然比鍛鍊肌力困難，但只要平常持續實踐下面的幾個訣竅，就不會有太大的困難。

## 1. 非常輕微地活動身體

讓我們不停地活動身體吧。就算是坐下、起立這種日常生活中小小的動作，自律神經也都會有反應。我們的心跳會加快，呼吸和血壓會上升等。為了調整出這些變化，自律神經會運作。

但如果身體停止活動、自律神經變得安定，自律神經的機能就會停止活化。也就是說，我們會進入「自動調整狀態」。如果這種狀態長時間持續下去，自律神經就會因為沒有受到刺激而運作效率變低。自律神經的機能會隨著年齡增長而下降，這是因為年紀大了，活動量會變得比年輕時少的關係。因此，讓我們跟著下面的建議，改變日常看看吧。

第一，就算是坐著做事，也要盡量活動身體。改變坐姿、伸懶腰、上下左右轉動脖子、舉起腿或顛起腳尖後放下、彎下腰後把腰伸直等，光是這些輕微的動作，就能讓僵硬的身體稍微變得柔軟，能鍛鍊自律神經。心情也會變得舒暢。

第二，做家事的時候故意做得沒有效率。「輕鬆、迅速、有效率！」這是現今社會強調的生活方式。但是，一味地追求便利和效率的生活方式正在危害我們的健康。我們尤其要盡可能避免

攝取只要按下微波爐按鈕，就能食用的包裝食品。包裝食品不僅使用了不健康的食材，而且因為不需要動到身體，會使自律神經的機能下降。讓我們用雙手親自做料理吧。用手清洗食材、調理、料理的過程雖然效率不高，但能強化自律神經。

第三，讀書的時候，學以前在私塾念書的學生念出來。以前在私塾讀書的學生們在念書的時候會發出聲音、念出來。而且還會一邊念，一邊左右搖晃身體。他們會用五感去讀書。雖然與現代人安靜地坐在位置上，只用眼睛迅速閱讀的讀書習慣相比，效率比較低，但這種讀書方法卻能有效地鍛鍊自律神經。

第四，如果碰到樓梯要覺得高興。這年頭，只要按下電梯按鈕就能輕鬆地自動往上移動，非常方便。但這會讓我們完全不去活動身體。爬樓梯是能在日常生活中做的最棒的運動。爬樓梯能讓腿和肺都變得健壯。此外，因為爬樓梯時會深呼吸，因此很適合用來鍛鍊自律神經。

第五，Joking。Joking 是 Jogging 和 Walking 合起來的詞。雖然走路也有益於鍛鍊自律神經，但 Joking 會一邊走路，一邊像慢跑一樣輕輕地晃動整個身體，因此效果會更好。

第六，坐在書桌前做事時，每 30 分鐘起立、坐下一次。如果 30 分鐘以上維持同一個姿勢，自律神經就會跟著維持平衡狀態。這時，我們需要每 30 分鐘站起來一次，伸伸懶腰或舒展身體等，讓身體輕微地活動。

## 2. 細嚼慢嚥

自律神經的所有活動只差在哪個神經占優勢。並不是說交感神經占優勢，就代表副交感神經停止運作。反過來也一樣。

雖然吃飯的時候是副交感神經占優勢，但交感神經也在運作。細嚼慢嚥、品嘗食物時是副交感神經占優勢，咀嚼運動時則是交感神經占優勢。但如果這個時候一邊看電視或報紙，一邊吃飯，交感神經就會興奮，而兩個神經之間微妙的平衡就會被打破，最後會妨礙原本的目的：吃飯。因此，我們吃飯的時候，要盡量細嚼慢嚥，並一邊和家人或朋友聊開心的事情，享受副交感神經占優勢的用餐時光。

此外，我們也要盡量避免刺激性的食物。以下是會使交感神經興奮的代表食物。


**咖哩**裡的辣椒素會刺激交感神經

**泡菜**裡也有很多辣椒素

**檸檬**也是廣為人知的交感神經興奮劑

**咖啡**的咖啡因會使交感神經興奮

**碳酸飲料**的氣泡感會刺激交感神經


## 3. 穿得薄一點

自律神經會根據我們外部的溫度變化調節體溫。如果天氣變

冷，交感神經就會占優勢，自律神經會被刺激而提高體溫。但如果穿得太厚，自律神經就算不去調節，體溫也會維持得跟平時一樣。自律神經的調節能力會因此下降。因此，就算天氣很冷，為了健康，我們也要避免穿太厚的衣服。我們可以穿好幾件薄衣服，並視情況穿脫。

相反地，如果夏天在冷氣前面待太久，應該要流汗的汗腺會變得無事可做，自律神經的機能會因此下降。熱的時候要讓身體流汗，才有助於鍛鍊自律神經。

## 4. 泡十分鐘的半身浴

如果泡 41 度的熱水，交感神經會因為熱氣而變得興奮。泡熱水 10 分鐘左右，就能得到做輕度運動 20 分鐘左右的效果。雖然體內深處的體溫不會立刻上升，但隨著皮膚的體溫上升，我們將會得到血管擴張、血液循環變快、心跳加速等鍛鍊自律神經的效果。

## 5. 舒展身體

早上起床、坐在辦公室、結束疲憊的一天後躺上床時，我們都會無意識地舒展身體，讓僵硬無比的身體放鬆。也就是說，我們的腦會自動下達命令給身體。如果有意識地舒展身體久一點，就會刺激到交感神經，達到鍛鍊的效果。

## 6. 透過運動鍛鍊自律神經

如果做緩和的有氧運動，又同時進行輕度的肌肉鍛鍊運動，會使鍛鍊效果加倍。我想推薦下面兩種運動給各位。

第一個運動是「走路 333」。重覆「快走 3 分鐘，慢走 3 分鐘，再快走 3 分鐘」這套動作，自律神經會針對各個動作反覆調整，因此具有極佳的鍛鍊效果。

第二個運動是「鍛鍊肌肉」。雖然這是無氧運動，但會刺激分布於肌肉的自律神經，同時刺激腦部的自律神經中樞，因此具有鍛鍊自律神經的效果。深蹲、腹肌運動、伏地挺身等的效果就很不錯。只不過，我們要避免勉強自己鍛鍊到感覺疲憊，因為這會超出鍛鍊範圍。除非是有什麼特別的目的，不然過度鍛鍊對我們並無益處。

# PART
# 5

打造不會疲勞的身體與腦的休息革命

我會設立仙村，是為了積極活用山所擁有的自然療癒力。我想要把沒有受到汙染的自然療癒力當作禮物，送給因為五感封閉而導致疲勞不斷累積的都市人。

# 療癒到腦的深處

　　我每天早上都會帶著瑜珈墊走入森林。

　　我會在溪水旁的寬岩石上鋪上墊子後坐下，與大自然一起呼吸。我也會躺著凝望天空，並深情地與樹木對話。只要那麼做，我的身體和內心就會在不知不覺間沉浸在整個宇宙裡，並覺得自己與自然融為了一體。

　　神奇的是，來到仙村的訪客們之間，最有人氣的療程就是早晨的自然體驗。也就是說，對我們來說，自然是一個無論待再久都不會令我們覺得枯燥乏味的烏托邦。

　　我從小就很喜歡山，只要一有空，我就會爬上後山，一邊俯瞰村子，一邊幻想各種事情，那讓我覺得非常有趣。我到現在也都還記得我大學的時候，每到寒暑假都會去海印寺弘濟庵，也還記得當時的回憶。我雖然沒有很了解佛教，也不是佛教徒，但晚上從海印寺傳來的鐘聲、和尚們誦經的聲音、皎潔明亮的滿月高

掛天空的夜晚，宗正[6]教誨的聲音，時至今日都還在我的耳際迴盪。深山裡海印寺涼爽的夜晚充分撫平了我年輕時徬徨的靈魂。我在美國留學的時候，會常常去印地安人的村落，也是因為他們偉大的自然崇拜思想令我深受感動的關係。仙村裡會建造印地安式密室（kiva）也是因為這個原因。kiva 指的是印地安人的團隊意識或村子的會議場所。晚上的時候，印地安人會在那裡升起營火，並共享食物、分享自己的事情，度過互相共鳴的時光。

在過了幼年期、青年期，並成為以救人為業的醫生後，仍然有個想法留在我的腦裡。

「答案就在山裡。」

我深深體驗到了大自然有著偉大的療癒力，並下定決心用現代醫學角度探討這個療癒力。我將大自然會帶給我們的療癒力作為我獨有的健康哲學，並傾注了心力在研究上。我也相信自己能從中得到一定的成果。

只要投入山的懷抱，我們的內心自然而然就會變得很舒服。如果借用新潮的說法，我們會很自然地被療癒（healing）。而山給我們的這份禮物，現在也變得越來越重要。

---

6　宗正：韓國佛教團體中的最高權威者。

## 在第四次工業革命時代，
## 腦將會變得更疲勞

令人既驚嘆又害怕的第四次工業革命時代，現在正朝著我們迫近。本來只有在科幻電影裡才會出現的神奇場面，正在我們的眼前成為現實。

實際上，沒有駕駛人的自駕車正在測試階段。而只要按下按鈕，家裡所有的電器都會自動開啟的智慧家庭也正在陸續登場。

一定有不少人正在歡呼第四次工業革命時代的到來。因為這些人預期最尖端科技將會造福人類。但我到現在仍忘不了中國天才圍棋棋士柯潔在慘敗給 AI 軟體 AlphaGo 後，留下眼淚的場面。因為那看起來就像是人類對未來社會感到恐懼而流下的淚水。在變得越來越像神的電腦前面，人類能做的事情到底有什麼？我只覺得心驚膽戰。

實際上，在投資工廠自動化的德國等幾個已開發國家，早就已經有不少大型工廠，只靠著幾名員工在運作了。這種趨勢正變得越來越嚴重。因此，有人預測在現今的職業中，最後有80%會消失。但是，這不是對幾百年後所做的預測。這是在數十年之後就會發生的事情，是我們馬上將要面臨的現實。

那麼，我們能做的工作，應該說，剩下的工作有什麼？

答案是將會用到更高層次、人類特有的感情，也就是電腦軟體無法取代的感性的工作。因此，負責調整情緒、感性生活的額葉自然會變得越來越重要。

　　問題是，在名為第四次工業革命時代的複雜又混亂的社會裡，腦疲勞一定會隨著其重要度上升而加重。在往返於用複雜、迅速、最尖端的技術武裝的首爾和洪川裡的仙村後，我得到了一個結論。

　　「能解決第四次工業革命時代的腦疲勞問題的解決方案就在大自然中。」

　　到頭來，我們能依靠的東西就只有自然。唯有待在大自然裡，人類才能真的得到放鬆、感到舒適。

## 為什麼是綠色（green）？

　　感性生活始於會讓五感覺得舒服的刺激。但是，都市生活會使我們本來打開的五感封閉起來。感性的副交感神經會封閉，我們會漸漸陷入交感神經占優勢的生活裡。擁擠的交通、廢氣、喇叭聲、懸浮微粒、生活噪音、無差別暴力事件、殺人，數以百計個負面環境因素使我們的腦變得疲憊不堪。

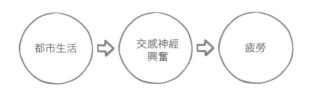

都市生活 ➡ 交感神經興奮 ➡ 疲勞

　　解決方案只有一個，那就是離開市中心，回到山裡、大自然裡。

　　有一名日本學者，曾使用過一個非常好的詞「五感力」。古代印度的傳統醫學阿育吠陀（Ayurveda）也強調五感平衡、正常地運作是維持健康的條件。只要進到山裡，五感就會自動運作。由於看到的、聽到的、感受到的是青翠的綠、和諧的森林、幽香、鳥鳴、水聲、風聲，被關在灰色水泥大廈裡的五感自然而然就此全然敞開。

　　那觸覺會變得如何呢？如果一屁股坐在泥土上，我們會像是被母親抱在懷裡一樣，內心會變得舒服無比。也就是說，回歸自然的本能會被喚醒。

　　那麼，嗅覺呢？只要來到山裡，綠色，即青綠色的香氣會迎接我們的到來。根據東京神經科學研究所的研究結果顯示，在無數的香氣中，就只有綠葉或割草過後的青綠色香氣具有抗疲勞效果。

　　清新的空氣、乾淨的溪水，它們的味道和香氣就更不用說了。從乾淨的溪澗喝一口水，便能滋潤在市中心變得疲憊的心。

眼睛、鼻子、嘴巴、耳朵、皮膚感受到的五感都受到了刺激並得到了充分的放鬆，連帶著腦也受到了刺激，而我們當然就被療癒了。「住進山裡後治好了癌症」這種奇蹟般的事情，並不是憑空傳出來的。實際上，有青蔥茂密的樹林生長的深山裡充滿了血清素。此外，會影響到身體健康和心理健康的自律神經在身處大自然的時候會維持最安定的狀態。我們待在大自然的時候，身心會覺得舒服就是因為這個原因。

自然，會在不和諧的狀態下達到和諧的狀態。即便樹種一樣，也沒有樹會長得一模一樣，每棵樹都長得各不相同。但是，這些樹卻又會達到名為「森林」的美麗的和諧狀態。學者們稱之為「搖晃」，又稱之為「1/F 波動」，而透過五感去感受這種和諧狀態時，人類會感到最舒服，自律神經當然也會變得很舒服。

我會在江原道洪川的深山裡設立仙村，就是為了積極活用山所擁有的自然療癒力。我想要把沒有受到汙染的自然療癒力當作禮物送給因為五感封閉，而導致疲勞不斷累積的都市人。

實際上，來到仙村的訪客們就算只在仙村待幾天，也都會大大地被療癒後回去。在都市最高級的飯店做三溫暖、花大錢做SPA 和按摩也難以消除的疲勞，卻被深山的療癒力消除地一乾二淨。

能夠消除腦疲勞的東西就是自然。我們應該要反思自己這一路走來，是不是錯過了能夠治癒身體，還能夠療癒到腦深處的機

會。

　近年來，韓國政府成立了韓國山林福祉進興院，並設立了韓國山林治癒院等機構。為了以醫學方式活用山的自然療癒力，韓國政府正積極地在展開各種活動，這點實在是令人欣喜。

# 調節自律神經的魔咒：
# 慢慢來

　　我們的身體必須要維持自律神經平衡，準確地說，要維持交感神經和副交感神經之間的平衡，才能維持體內平衡，呈現最好的狀態。因此，為了消除腦疲勞、進行旺盛的生命活動，我們必須要讓自律神經達到平衡與和諧。

　　但看看我們現今的生活吧。早上，我們都還沒睡飽就要起床。早餐也是馬馬虎虎地吃下肚便忙著出門上班。在公司，因為工作和人際關係帶來的壓力，我們不停地依靠咖啡和菸。準時下班只不過是個幌子，我們三不五時就會加班。晚上下班後，我們為了紓解壓力而飲酒過量。

　　簡單地說，我們正在反覆過著極度不規律的生活。生活變得如此不規律，自律神經當然就會被打亂，全身也當然都會出現異狀。

　　到頭來，腦疲勞也是過度使用自律神經而導致的結果。有鑑於此，我不得不再次強調在日常生活中調整自律神經有多麼重

要。

　　問題是，自律神經顧名思義是會自律的神經。自律神經不會按照我們的意志或命令行動，它只會在受到外部刺激後自動地做出反應。如果照到明亮的光，交感神經會使瞳孔放大。如果感受到壓力，交感神經會使心跳加速、讓血壓上升。交感神經會對外部的刺激敏感地做出反應，調節我們的身體。相反地，如果變暗，副交感神經會使瞳孔縮小。而如果覺得舒服，副交感神經就會使心跳變慢、血管放鬆，讓血壓下降。

　　像這樣，自律神經不是能以我們的意志調整的東西。因此，為了調節自律神經，特別是交感神經，我們必須使用間接的方法。首先，我們要盡可能將壓力降到最低，避免讓交感神經占優勢，我們要讓副交感神經在日常生活中占優勢。

## 身為精神科醫生想拜託各位的事

　　為了調整占優勢的交感神經，最重要的原則就只有一個。

　　那就是要「慢慢地」意識並生活。我們做事總是很匆忙，並且會有意識地加快腳步。而隨著這樣的生活反覆不斷、變成習慣，現在就連無意識中都會很匆忙。畢竟整個社會都在催促我們

要加快腳步，要是稍微慢了一點，就有可能會遭遇不測。交通信號才剛變，我們就必須要馬上發動車子，要是慢個幾秒，就會被後面的駕駛按喇叭。這還不算什麼，要是遇到急性子的駕駛，對方可能會突然攔住我們的去路並叫囂。

我們就是這樣在一刻都不能鬆懈的社會環境裡度過每一天，並為了工作效率自我犧牲。

但是，我們一定要改掉會習慣性地加緊腳步的生活方式。不管工作再怎麼忙，我們都要記得暫停一下，一邊深呼吸，一邊反覆地說「慢慢來，慢慢來」。

這麼一來，我們本來覺得一片混亂的世界會豁然開朗。由於交感神經會變得興奮，我們變窄的視野會變廣，並有可能想出新的點子。如果只執著於眼前的事、死抓著不放，除了身心會出問題外，應該要做具有創造性工作的各位還會想不到任何的點子。

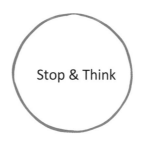

作為精神科醫生，我想拜託各位稍微從容一點吧。慢慢地走，反而能更快抵達目的地。

# 血清素－催產素效應

　　血清素會在本能慾望被滿足的時候被分泌出來，使我們感到幸福。因此，它又被稱為幸福荷爾蒙。相反地，催產素是用於促進孕婦分娩，並且會在發揮母愛時分泌出來的荷爾蒙。這些是到目前為止廣為人知的資訊。但最近的研究指出，不僅是異性，就連同事、鄰居、甚至是伴侶動物都一樣，只要我們的心中對對方充滿愛情，就會分泌出催產素。也就是說，催產素是愛的荷爾蒙。在我營運的 Serotonin Culture 裡，為了讓血清素－催產素生活成為日常生活中的一環，我們正在推廣「S-O LIVING」運動。

　　幸福荷爾蒙「血清素」是屬於個人的事，而愛的荷爾蒙「催產素」必須要有對象才會被分泌出來。但在日常生活中，我們沒必要刻意把這兩種荷爾蒙分開來思考。我認為這兩種荷爾蒙一起發揮作用時，效果會加倍。

　　「讓我們在早晨陽光下，牽著愛人的手，散步三十分鐘吧。」

這句話裡包含了陽光、走路、簡易的社交與身體接觸等促進血清素和催產素的條件。各位想像一下我們在溫暖的早晨陽光下，在安靜的鄉間小路上散步，而且還是牽著心愛的人的手。我們會不自覺地哼起歌。這時，我們的體內當然會充滿血清素和催產素。能這麼舒爽地開始新的一天，我們還有什麼事好羨慕呢？作為腦疲勞消除劑，沒有其他任何活動的效果，比得上如此開始新的一天了。

## 最棒的腦疲勞消除劑

我們在日常生活中就能獲得充分的幸福和愛。而這種高層次的感情當然不是我們能隨便編造出來的。畢竟感情這種東西，不是我們想控制就能控制的。

此外，基於過去的經驗，我們都能知道只要真心感謝、深受感動，自然而然就會感受到幸福和愛。

讓我們想像一下我們與許久不見的愛人見了面，兩人熱烈地擁抱。在我們感受彼此溫暖的體溫，深情地交換眼神時，彼此會在心裡訴說無數句感謝和感動的話語。

「能跟你在一起，我好高興。」

「見到你，我的心變得好舒服。」

「謝謝你這麼忙還撥出時間。」

感謝和感動會使這兩個戀人內心充滿幸福和愛。像這樣，感謝和感動是能靠我們的意志做出來的。

其實，這世界上沒有不令人感到感謝的事。

如果仔細去想一顆蘋果要成熟、紅透需要多少人的汗水和辛勞，我們不可能不心生感激。像這樣凡事心存感恩生活的人，在所有層面都會很從容，並且會被身邊的人尊敬。最重要的是，由於這類型的人會對自身抱持感謝與感動生活，因此心裡會很輕鬆，不會有腦疲勞累積。相反地，如果心裡充滿抱怨和不滿，不要說是幸福了，心裡只會滋生嫌惡感而已。

壓力理論之父漢斯・塞利（Hans Selye）博士提到要怎麼在這個壓力時代生存時，他指出「感謝」是最好的秘訣。如果說壓力是導致腦疲勞的最大原因，那麼感謝和感動便是消除壓力與腦疲勞最好的藥劑。感謝和感動，是能夠預防及消除腦疲勞的最佳良藥。

# 比笑強六倍的治癒法

各位人生中最感動的瞬間是什麼時候？

那時候的心情如何呢？

回想那個時候的現在的心情又如何呢？

光是回想我們曾經感動過的瞬間，我們的心情就會變好，而這種好心情會減緩腦疲勞。簡單地說，感動是消除腦疲勞時不可或缺的重要要素。感動的瞬間，交感神經的興奮會消失得無影無蹤，而令人感到舒服的副交感神經會占優勢。

各個企業最近不斷強調的東西也是「感動」。他們都會說，不僅要讓客戶滿意，還要感動客戶才行。實際上，不管是做什麼事情，沒有感動就不可能成功。藝術活動就更不用說了。此外，如果教授上的課沒有帶任何的感動，學生們也一樣不會專心聽課。不管是做什麼生意，不僅要讓客戶感到滿意，還必須要能感動客人。

為什麼要如此強調「感動」？這是因為我們渴求感動。而這證明了活在冷漠無情、高壓時代的我們，正深受腦疲勞之苦。

## 感動的力量很強大

我們會在看到炫目的夕陽或高掛在夜空的星星而覺得感動。看到破雪而出、綻放花朵的小野花時，我們也會覺得感動。看到孩子用小手寫得歪七扭八的「爸爸、媽媽，加油！」這句話，會使我們熱淚盈眶。這些小小的感動會變成我們活下去的動力。

而有的時候，我們會深受感動到無法自已的地步。有的人會在讀過某本小說、看過某個電影或聽過某位著名講師的演講後深受感動，人生和命運因此有了轉變。實際上，也有人會在看到美麗、偉大的藝術品後，感到心跳加速，意識變得混亂而產生幻覺，也就是罹患司湯達綜合症（stendhal syndrome）。

我有時候走在路上時，會遇到不認識的讀者向我打招呼，說自己因為我而受到了感動。

「老師您寫的書改變了我的一生。我的事業能做得這麼好，還有像我這樣的傻瓜能結婚，都是託了老師您的福。真的非常感謝您。」

有的讀者會在說完這種話後對我行大禮。就我的立場來說，這是令我感激不已的事情。

像這樣，淡淡的感動會帶給我們度過一天的力量和樂趣，而

滿溢的感動有時候會改變一個人的人生。實際上，有研究結果顯示，感動的療癒效果比大笑治療法強六倍。也就是說，「感動具有足以改變人生的力量」這個事實，在科學上也得到了證實[7]。

但即便是一樣的經驗，有人會大受感動而流淚，有人並沒有什麼太大的感觸。如果你說這世界上沒有能讓你感動的事情，這代表你的人生相當地枯燥乏味，沒得到憂鬱症就要覺得萬幸了。對任何事都冷嘲熱諷、批判所有人事物的人即是感動缺失症患者。這些人必須要先改掉負面的性格，才有辦法擁有感動的人生。

## 如何成為感動別人的主角？

雖然受到感動是件好事，但讓我們成為感動別人的主角吧。想感動別人是人類的本性，看到對方因自己而受到感動，最能使我們感到幸福。

就算不是大大的感動也沒有關係。感動這種東西，絕對不是指什麼特別了不起的的東西。我並不是要各位在奧運拿到金牌感

---

7 東邦大學有田秀穗教授的研究。

動別人。

　　無論是誰都能帶給別人淡淡的感動。我們在電視上看到平凡的人們善良、真誠、老實地生活時，會深深地被感動。會使我們感動的東西，是真實、善良、美麗的人事物，而不是什麼特別了不起的東西。就好比我們會因為一份突如其來的小禮物而受到感動一樣。

　　各位也都做得到。

　　光是展現出真實的自我、努力度過每一天的樣子給身邊的人看，就能夠給某個人帶來感動。僅僅是在下班回家的路上，買一朵玫瑰給妻子，而不是帶著一臉醉意與倦容，各位就能成為感動別人的人。

　　但是，我們目前卻過於缺乏這個人生中不可或缺的重要修養。活在現代社會的我們，基本上不缺什麼東西，但我們的幸福指數和生活品質卻幾乎在谷底。Serotonin Academy 研究人員得到了這樣的結論：我們不是缺乏幸福，而是缺乏了感激和感動。而這也與腦疲勞有直接關係。如果把本書讀到了這裡，應該就能理解這個道理。

　　我們機構也正是為了順應時代的要求，而開始探討起這個問題。如果對相關探討活動有興趣，可以洽詢 Serotonin Culture。

# 腦喜歡！
## 四十種感性之旅

　　為了那些表示人生中沒有人事物能使自己感動的讀者，本章節將介紹幾個感動刺激劑，將有助於提高各位的感性指數，進而消除腦疲勞。在提升感性指數之前，我們要先做一件事，那就是檢測自己的感性指數。讓我們利用下面的感性指數評分表，慢慢地自我檢測。請各位以過去一年為基準，為下面的四十個問題打分數，並把分數加起來。「幾乎沒有」為 0 分，「一兩次」為 1 分，「三次以上」為 2 分。雖然四十個問題有點多，但這個檢測將有助於自我評估感性敏感度。

## 感性指數評分

| | | 幾乎沒有 | 一兩次 | 三次以上 |
|---|---|---|---|---|
| 1 | 搭過觀光巴士嗎？ | | | |
| 2 | 去過傳統市場嗎？ | | | |
| 3 | 刻意走在凌晨的街道上過嗎？ | | | |
| 4 | 有什麼事會讓你早上張開眼睛時怦然心跳嗎？ | | | |
| 5 | 騎過腳踏車嗎？ | | | |
| 6 | 看完表演後，會去咖啡廳或酒館嗎？ | | | |
| 7 | 看過馬戲團嗎？ | | | |
| 8 | 去過深夜電影院嗎？ | | | |
| 9 | 刻意獨自出門散步過嗎？ | | | |
| 10 | 有沒有地方能讓自己陶醉於只屬於自己的魅力？ | | | |

**11**　隨便對某個人笑過嗎？

**12**　會坐在公園板凳上喝咖啡或吃便當嗎？

**13**　對陌生的異性說過對方很漂亮／帥氣嗎？

**14**　全心感受過四季的風情嗎？

**15**　曾經為了看夕陽而去山上或海邊嗎？

**16**　和很久不見的人擁抱過嗎？

**17**　一邊踏著落葉，一邊陷入沉思過嗎？

**18**　故意在陌生的地鐵站下車過嗎？

**19**　故意走其他的路上下班過嗎？

**20**　有陶醉在大自然而渾然忘我的經驗嗎？

**21**　精心打扮過嗎？

**22**　送過別人充滿鄉村風情的禮物嗎？

|  |  | 幾乎沒有 | 一兩次 | 三次以上 |
|---|---|:-:|:-:|:-:|
| 23 | 買過花嗎? | ☐ | ☐ | ☐ |
| 24 | 去過山上或森林裡嗎? | ☐ | ☐ | ☐ |
| 25 | 去過歷史遺跡之旅或文化之旅嗎? | ☐ | ☐ | ☐ |
| 26 | 讀過或聽過與職業無關的書或演講嗎? | ☐ | ☐ | ☐ |
| 27 | 不自覺地大喊過「我的人生好精彩!」嗎? | ☐ | ☐ | ☐ |
| 28 | 屏息聽過蟲鳴聲嗎? | ☐ | ☐ | ☐ |
| 29 | 故意淋著雨走在路上過嗎? | ☐ | ☐ | ☐ |
| 30 | 因為感動而流淚過嗎? | ☐ | ☐ | ☐ |
| 31 | 不停地走在田野上過嗎? | ☐ | ☐ | ☐ |
| 32 | 赤腳走路過嗎? | ☐ | ☐ | ☐ |
| 33 | 去過回憶中的某個地方嗎? | ☐ | ☐ | ☐ |
| 34 | 在營火前通宵過嗎? | ☐ | ☐ | ☐ |

**35**　突然動身前往不在計畫中的旅行過嗎？

**36**　和花與樹木對話過嗎？

**37**　曾經站在山坡上，敞開心胸享受吹來的風嗎？

**38**　在果樹園瓜棚下吃過水果嗎？

**39**　毫無計畫地搭過鄉下公車或緩行列車[8]嗎？

**40**　在月光下散步過嗎？

| 感性指數結果表 | | |
| --- | --- | --- |
| | 0~10分 | 你活著幹嘛？ |
| | 11~20分 | 令人感到窒息 |
| | 21~30分 | 好枯燥乏味 |
| | 31~40分 | 再激情一點！ |
| | 41~50分 | 真令人羨慕 |
| | 51~60分 | 人生過得好精彩 |
| | 61~70分 | 試著寫詩看看吧 |
| | 71~80分 | 太過於感性也是一個問題 |

---

8　緩行列車：速度較慢、每站都停的列車。相當於臺灣的普通車、區間車。

## 腦科學中感性之旅的效果

各位確認過自己的感性指數了嗎？過去來到仙村的訪客們的平均分數為男生 23 分，女生 27 分。這讓我嚇了一跳。我們的生活這不是徹底缺乏感性嗎？

各位的一天過得如何呢？會覺得活著很無趣嗎？會覺得每天都在重複一樣的生活，而感到倦怠嗎？會抱怨人生太索然無味嗎？我們的身邊有不少人都會說自己的人生裡沒有令自己期待或怦然心動的人事物，根本沒有活著的樂趣。因此，他們會草草結束工作後，呆呆地度過一天。

但在前面說明 DMN 的時候我就提過了，就算是呆坐在那裡、無聊地任時間流逝，也一樣會消耗大量的腦能量。腦力勞動者們會說什麼事都不做比工作更累人，就是因為這個原因。對這類型的人來說，給他們適度的事情做反而是最好的休息，比如說整理庭院或房間、打掃。只要不是會過度用腦或累人的事就可以了。只要是不用費神、能稍微活動身體的事就行了。

我在此提到的感性之旅是稍微脫離了無趣日常的新事物。些微的興奮與新體驗都是腦喜歡的活動。

在腦科學中，感性之旅具有的效果如下。

①給枯燥乏味的日常帶來些微的刺激

②令人感到舒暢的刺激、有節奏感的運動與深呼吸，會使腦分泌出血清素，讓我們因此感到幸福

③抑制 DMN 活動，減少浪費腦能量，能夠消除腦疲勞與身體疲勞

④由於會很自然地集中注意力，因此能得到集中精神與放鬆的效果

⑤交感神經和副交感神經會達到適度的平衡

⑥具有極佳的自律神經鍛鍊效果


去感性之旅的時候要盡量意識呼吸、集中精神，這樣才能更有效地享受旅行，也有益於消除腦疲勞。不過，更重要的是不要勉強自己去做不像自己會做的事或不適合自己的事，勉強自己反而只會帶來反效果。

現在開始，和我一起去感性之旅吧。

接下來要講述的內容，是參考我至今在仙村、Serotonin Culture 和國內外文化之旅等經歷過的體驗，以及我個人的感性生活所寫。希望各位能透過下面的內容，提升感性指數，並為枯燥乏味的人生注入幾絲暖意。

**1. 搭過觀光巴士嗎？**

首先，不曉得各位知不知道有這種巴士。

在首爾，我們可以在光化門的東和免稅店前面搭觀光巴士。費用也沒有很高。

搭上巴士，我們就會發現首爾竟然也有這種地方，因而感到驚訝。巴士會繞遍我們只有聽過但沒去過的觀光勝地。如果發現喜歡的地方，我們可以下車並在那裡度過時光，接著再搭之後的班次，規劃得相當便利。不僅是首爾市內，巴士還會繞到近郊後再回來。被關在市區生活的人可以藉此享受平時難以接觸到的郊外乾淨的空氣和秀麗的景色，也能感受到季節的變化和四季的風情。

公車上有很多外國觀光客。讓我們活用我們的外語實力，簡短地與他們交談吧。如果氣味相投，也可以交個外國朋友。

親切又歷史知識淵博的解說員不僅會解說觀光勝地，還會介紹關於首爾的各種事情。我們將會陷入那些解說與介紹的魅力。我們會在不知不覺間發現，原來首爾是如此地美麗，又有這麼了不起的歷史與傳統。

搭上觀光巴士，我們能認識到一部份的歷史。因此，不只是感性，我們還能得到知性上的刺激和滿足感。光是這些東西就足以稱得上是大豐收了。

## 2. 去過傳統市場嗎？

很少有地方會像這裡這麼有趣。傳統市場裡有各種東西任我們觀賞，而且還免費。各式各樣的商品羅列在眼前，到處都是趕集商人幽默風趣的叫賣聲，市場裡充滿著人的氣息。

我們不用刻意買什麼東西。光是試吃商人們給我們的試吃品就會吃到很飽。坐在餐館地板上吃的綠豆煎餅、刀削麵、大醬湯既便宜又豐盛，與高級餐廳的料理是不同等級的美味。更重要的是，還充滿了老闆娘的誠意。有時看到汗水落入湯碗，我就會不自覺地認為「活著真是件有聲有色的事」。充滿誠意的那味道非常地香。而那份誠意與市區高級餐廳裡畢恭畢敬地向客人打招呼，但彷彿是自私吝嗇的人們刻意做出來的感情是截然不同的。簡單地說，傳統市場裡充滿了韓國的人情味。我們不難理解，為什麼這裡會被選為對外國人來說最有人氣的觀光路線。

最近，有越來越多青年在傳統市場開肉舖、餐廳、蔬果店等店面。因為是由年輕人經營的關係吧，店面既新穎又乾淨，也充滿了活力。如果各位是因為傳統市場的地板髒亂而不想去市場，那建議各位去年輕人經營的店裡看看。

經老奶奶之手的香味和年輕人創新出來的味道絕妙地融為一體，為傳統市場增添了活力。各位乾枯的心裡將會吹起一陣暖風。

## 3. 刻意走在凌晨的街道上過嗎？

　　各位不妨從容地走在凌晨的街道上看看，明明是同一條路卻會變得截然不同。凌晨的街道，光是空氣就跟平時不一樣。凌晨的時候，一切都很新鮮又暖和。因為人們都還在熟睡，我們將沉浸在一個人闊步走在大馬路上的心情，與天上天下唯我獨尊的世界裡。這氣氛與我們早晚上下班時，像是被追趕似地走過的路全然不同。四周變得寧靜無比的那一瞬間，彷彿獨自一人揭開凌晨序幕的心情會使我們感到相當地痛快。我們似乎自己一個人在引領這個世界，不，是引領整個宇宙。

　　凌晨高掛天際的月亮正在消失。深深地吸一口氣吧。凌晨昏暗的街道，籠罩著宇宙的靈魂。把全宇宙的靈魂吸入胸口深處吧。藉由呼吸和宇宙相互感應吧。接下來，讓我們盛大地揭開我們與宇宙融為了一體的早晨序幕。

## 4. 有什麼事會讓你早上張開眼睛時怦然心跳嗎？

　　這個問題是哈佛大學「幸福指數調查問卷」上的第一個問題。這也代表人生中有沒有令人怦然心動的事有多麼重要。我也想問各位相同的問題。畢竟，有令我們心跳不已的事等著我們，我們才能開心地開始新的一天，不是嗎？

　　要是張開眼睛，迎接我們的是反覆不斷、毫無意義的日常，我們根本就不會想要起床。會在棉被裡翻來覆去的人大部分就是

如此。但要是一睜開眼睛，就有令我們怦然心動、期待不已的事情等著我們，我們哪會有時間在床上拖拖拉拉的呢？我們一定會猛然起身，跑向令我們心跳不已的人事物。我們會連片刻都無法安靜地坐著等待，興奮不已。那個瞬間，我們的腦中會充滿血清素、催產素、多巴胺等舒適荷爾蒙。

當然，就算不是這種會令我們興奮不已的事也沒關係。我們可以想想等一下能享用朋友在旅途中買給我們的咖啡或餅乾，而開心地迎接新的一天。「到底會是什麼味道呢？」若以我為例，昨天買回來的書會使我怦然心動。「關於這個問題，這個作家說了些什麼呢？」我的好奇心會被激起。

愛人之間的愛、朋友之間的友情也會使我們心跳不已。或者，昨天碰到打折活動，買回來的襯衫穿起來會怎樣呢？不管是小事還是大事，讓我們每天想出一件會使我們怦然心動的事吧。這樣我們才能感受到活著的喜悅。


## 5. 騎過腳踏車嗎？

如果不會騎腳踏車，請各位一定要學學看。不過要有會跌倒幾次的心理準備。想要不跌倒學會騎腳踏車或溜冰，那叫作貪心，而且近乎於妄想。如果能在跌倒幾次、受過點傷後，從某天開始就變得不需要別人的幫忙，也能自己騎著腳踏車前進，那疼痛這種東西根本就不算什麼。如果連這種程度的冒險都不嘗試，

以後要怎麼度過人生呢？

興高采烈地奔馳時，我們會覺得涼爽、暢快。但其實，學騎腳踏車的過程更緊張刺激、更有趣。當我們能自己騎腳踏車而不摔倒，並且能自由自在地操縱腳踏車時，我們一定會為自己拍手叫好。

人生有什麼大不了的？就是這些小小的成就感一點一點累積，並且興高采烈地在成功的人生軌道上向前邁進。挑戰和成功難免會伴隨著些微的痛苦，以腦科學的角度解釋的話，當過程越是辛苦、疼痛，成功時感受的喜悅會加倍。

人生就是挑戰。挑戰會伴隨著些微的不安和不確定性。因此，有些人會因為害怕而放棄。但實際上，我們的腦喜歡這種輕微的刺激和緊張感。光想像騎著腳踏車，飄揚著絲巾，在鄉間下坡路上痛快地奔馳，就會令人心跳不已。

## 6. 看完表演後，會去咖啡廳或酒館嗎？

無論是戲劇還是音樂，真正樂趣都是從這一刻開始。看完表演後，我們可以走進座落在轉角的咖啡廳，喝一杯飄散著香味的咖啡，也可以走進無意間路過的一家氣氛不錯的酒吧，喝一杯雞尾酒。若和一起看表演的人相視而坐，就會很自然而然地評論起剛剛看的表演。

有時候，我們會提到看表演時沒能領悟的事情。啊，原來那

是那個意思啊‧觀看表演時抱持的疑問，會在我們分享評論的過程中得到答案。有時候，明明看了一樣的表演，卻會解讀得完全不同‧這是因為我們的腦並不會原原本本地記住事實，而是會根據我們的感情狀態編輯過後，記成不一樣的記憶的關係。假如我們看到了某個會令我們聯想到討厭的回憶或使我們心痛過的記憶的場面，這個場面便不會被儲存在我們的腦袋裡。我們沒有理由要刻意去記討厭的事情，不是嗎？

「如果我是導演，我會這樣表現人物。如果是我，我會稍微改變那個場面的構圖。」有時候，我們會在交談的過程中想到非常奇特、新穎的想法；也有的時候，會跳到莫名其妙的話題。這就是所謂的創意。創意，是在接觸到各式各樣的東西，聽與自己不同的其他人的想法，從各種角度去看、去碰撞時會產生的東西。

## 7. 看過馬戲團嗎？

我們會看馬戲團最大的原因，是為了享受刺激。會令人捏一把冷汗的危險雜技展現在我們眼前時，我們會不禁屏住呼吸。表演安然結束的那個瞬間，大家都會「呼」地鬆一口氣。這雖然是種壓力，卻是會令人感到愉快的壓力。專家們稱這種壓力為好壓力（eustress），並指出好壓力與有害的壞壓力（distress）具有完全相反的特性。

人類的腦具有兩面性，會一方面追求安全，另一方面尋求危險的冒險。除了馬戲團外，不少人會享受賽車、高空彈跳、跳傘等極限運動。此外，為了刺激人類的冒險心理，電影與大部分的表演都會加入刺激和懸疑要素。汽車撞破牆壁、奔馳的場面，警察飆速追捕罪犯的場面等，都已經變得稀鬆平常了。

　　馬戲團也不亞於電影。在位於郊區的老舊帳篷裡上演的馬戲團表演，就宛如人生的悲歡離合，會令我沉浸在感傷之中。它還會喚起我小時候偷偷從帳篷下鑽進去看表演的回憶。


## 8. 去過深夜電影院嗎？

　　假日或週末去深夜電影院約會別有一番風趣。首先，因為人不多，所以能專心看電影。而且，說不定能很幸運地碰到意想不到的好電影。我們常常會說「得獎的電影都很無聊」，意思是說電影的藝術性越高，大眾性就越低。但著名電影節的專業人士們會將某部電影選為獲獎作品，一定是因為它有那個價值，不是嗎？

　　如果要鑑賞這種電影，果然還是自己一個人深夜去看會比較合適。因為深夜電影的內容大多都比較沉重、嚴肅，會需要深入思考、回味。

　　看完電影、走出電影院，我們將會覺得外面的氣氛和平時截然不同。我們可以開車，也可以自己一個人悠哉地一邊思索一邊漫步。每當夜深，我們就會陷入深思。讓我們自己一個人走在深

夜的街道上，沉浸在冥想氛圍裡吧。

　　腦也喜歡像這樣享受與反覆的日常不同的生活模式。腦具有總是喜歡新的、神奇的、非日常的東西的特性，因此偶爾會需要另類的刺激。


## 9. 刻意獨自出門散步過嗎？

　　各位有為了自己一個人散步，而到附近的公園徘徊過嗎？我想，應該很少人會這麼做。我們總是會嘴上說著很厭煩，卻又習慣性地反覆做一樣的事，也就是只在室內打轉。很多人會呆呆地坐在辦公室，很少人會刻意抽空去散步。實際上，我們會很難在公園裡看到有韓國人一個人呆坐或呆站著。

　　如果什麼事都不做、任時間流逝，我們會有罪惡感，我們一定要做些什麼才會感到安心。我就不再刻意叫他們工作狂了。但是，韓國人會很習慣性地埋首於工作，因為這樣他們才會覺得安心，並認為這麼做才會被周圍的人信任、肯定。這是過去半個世紀以來，韓國人普遍擁有的想法。

　　但從現在開始，我們需要能夠安靜思考的時間。在未來，我們必須要利用只屬於我們的實力、點子、知識，創造出東西。現階段的我們好不容易成了新興工業國家之首。而為了擠入已開發國家的隊伍，我們必須盡可能提升腦的效率及創造力。一味地努力並不是最好的方法，因為腦是需要休息的。此外，如果要想出

新的點子，就會需要只屬於自己一個人的安靜的時間。DMN 也要適當地活動，我們才比較容易想出新的點子。

沒有思考，也就不會有創意。

### 10. 有沒有地方能讓自己陶醉於只屬於自己的魅力？

只要到了那個地方，心裡就會變得很舒服，心情也會很好。我們還會沒來由地志得意滿，覺得待在那個地方的自己很帥氣、很有格調。

只要到了那個地方，令人頭痛的事都會被拋到九霄雲外，腦袋會切換成全亮模式而變得明亮。全新的力量會湧現出來。在那裡，我們會變得和剛剛在職場無精打采、興致缺缺的自己截然不同。有沒有什麼地方，對各位來說有著這樣的效果？如果沒有，建議各位為自己找一個這種地方。不管是咖啡廳還是酒館，或是附近公園的長椅都可以。

當然，找這種地方的時候最好是自己一個人。如果再貪心一點的話，可以待一晚再回家。那個地方可以是因為不有名，所以就連地圖上都沒有標示出來的，同時是能夠讓我們悠哉地享受只屬於自己的休息時間、無論是身心都能好好休息的地方。若借用近幾年的說法，即能夠療癒身心的地方。如果是深山，而且又有清澈的水，那就再好不過了。我們的內心會自然而然地變得平靜。若能在這個世界上找到這樣的地方，那對各位來說，將會是

很人的慰藉與祝福。

## 11. 隨便對某個人笑過嗎？

各位可能會覺得「竟然隨便對不認識的人笑，是不是瘋了啊？」這絕對不是件簡單的事，在韓國文化圈更是如此。韓國人很少會笑，反倒是常常一臉生氣的樣子或面無表情。有人甚至會輕蔑愛笑的人。

但只要笑，就有可能會有出乎意料的幸運找上門。不是有句俗諺叫「伸手不打笑臉人」嗎？我們身邊偶爾會有無論什麼時候都面帶微笑的人，我們會對那類人產生好感，人們會聚集到那個人身邊。至少我還沒有看過有人因為笑而吃虧。

日本的「日式笑容」（Japanese smile）聞名世界。日本人並不一定要有好事才會笑。他們認為辛苦的時候也保持微笑是一種美德。

「不要忘了微笑。」

就跟韓國媽媽常常會說「去讀書」一樣，日本媽媽常常會對孩子們說這句話。

雖然有人會對面帶笑容的人冷嘲熱諷，但我還沒有聽人說過因為看到別人的笑容而心情很糟。我早上上班的路上，只要在客滿的公車上看到笑容燦爛的人，心情就會很好。帶著那種微笑的人，就像是會給其他人帶來快樂的天使。

## 12. 會坐在公園板凳上喝咖啡或吃便當嗎？

午餐時，和同事一起去附近的公園看看吧。如果能在安靜的一角找到長椅坐著，那天可說是幸福無比的一天。藍天和白雲、樹木優美地晃動著、孩子們的嘰嘰喳喳聲、鳥鳴、風聲、隱約傳來的背景音樂、風拂過臉頰時的涼爽的感覺、便當香噴噴的味道、與同事們的愉快的對話，五感會被徹底地滿足。這頓午餐將會是最棒的午餐。腸胃自然會消化得很好。

這就是活著的樂趣。只是離開辦公室書桌前一會兒而已，就會為腦袋帶來新鮮的刺激。早上累積的疲勞和壓力會一掃而空。

既然都來到外面了，那最好走個十五分鐘。對忙碌的上班族來說，來回走路三十分鐘是很好的運動。此外，能曬到溫暖的陽光也是一種天賜的祝福。最近的我們可以說是患了紫外線恐懼症，但是過度躲避陽光會導致維生素 D 不足，很有可能導致罹患骨質疏鬆症。

我們出生在受上天祝福的土地上。雖然會依季節產生差異，但有充足的溫暖陽光是份非常大的祝福。此外，與同事開心地談笑時，不僅會分泌出幸福荷爾蒙血清素，還會分泌出愛的荷爾蒙催產素。

## 13. 對陌生的異性說過對方很漂亮／帥氣嗎？

這不是件容易的事。但如果做到了，說不定會有意料之外的

幸運事發生。只不過，我們的態度要穩重、真誠。

這世界上會有人討厭被稱讚嗎？只不過是說了那句話而已，會發生什麼大事嗎？還是說會招來誤會或引起爭執呢？

我們不常說這種話，並不是因為我們害怕，而是因為我們沒有說過這種話，也沒有勇氣的關係；也有可能是因為覺得幹嘛沒事對不認識的人說這種肉麻又沒意義的話。這些都是真正的理由，稱讚陌生人在韓國文化圈是件非常困難的事。我們沒有必要刻意去對路人說那種話。但我們可以在合適的空間、有空的時候說。比如說，當我們在候車室等長途巴士時，如果什麼都不做，只是靜靜地坐在那裡，會不知怎麼地覺得很不自在又緊張。這時，輕輕地點頭打個招呼，真誠地說說看這個「魔法單字」吧。

這是在很久以前發生的事。某天，我在走上慶州石窟庵的路上，進了一家位於半山腰上的餐廳，並在木地板座位區坐了下來。對面的椅子上，坐著一位真的非常美麗的女性，獨自一人在喝咖啡。我不自覺地對她說「您真美麗。您是從石窟庵下來的路上嗎？還是正在上去？」那位女性欣喜地笑著回答「我可以下來，也可以上去。」我和那位帶著日本客人來到石窟庵的女性在石窟庵度過了非常愉快的時光。要是只有我自己一個人上去，說不定會因為各種雜念而頭痛。像這樣，簡單的一句讚美說不定會成為魔法單字。

## 14. 全心感受過四季的風情嗎？

　　我年輕的時候常常會想，要是炎熱的夏天、寒冷的冬天快點過去就好了。但不曉得是不是因為上了年紀的關係，我漸漸覺得能出生在四季變化分明的國家是份極大的祝福。我在發現自己所寫的專欄和自己所畫的文人畫中，有許多對季節的禮讚後，著實嚇了一跳。

　　偶爾有人會問我喜歡哪個季節。對我來說，這是一個回答起來很為難的問題之一。因為四個季節我都喜歡。

　　春天暖和，會百花綻放，所以我喜歡春天。夏天的綠蔭，秋天的楓葉，冬天樹木挺拔的樣子，我光是看著這些景色就覺得很舒服。沒有哪個季節是不讓我怦然心動的。當然，如果是汗流浹背的夏天，我有時候也會因為暑氣而覺得煩躁。但如果換個角度想「夏天要熱，秋天才會結出豐碩的果實」，煩躁就會消退不少。冬天必須要寒冷，害蟲才會死掉，市場也才會正常運作。冬天要冷，暖爐、電毯和厚外套等過冬商品才會熱賣。這麼一想，就能盡情地陶醉在四季絕妙的變幻中了。


## 15. 曾經為了看夕陽而去山上或海邊嗎？

　　市中心也有夕陽。雖然被撕碎於大廈之間，而無法看到正圓形的夕陽，但我仍然會想，這世界上有什麼自然景象能像晚霞一樣如此華麗又莊嚴？就算度過了疲憊的一天，只要站在晚霞前

面，所有的煩憂都會一掃而空。就連內心深處都會變得明亮。

　　儘管如此，說到夕陽，還是要在一望無際的海邊看才過癮。不然就是要在遙遠的原野或低矮的山上看，才會覺得壯觀。和我一起去文化之旅的人都會為了看晚霞而刻意馳騁到遠方。如果時間不允許，就會在附近等待日落。

　　說到絕美的夕陽，就不能不提到榮洲浮石寺。遠方山影如波浪般起起伏伏，而瀰漫在山的另一端的晚霞美得令人窒息。看著那樣的景色，山中佛寺的沉靜鐘聲會在耳際迴盪。那夕陽會使我的內心充滿感性，滿溢到令我覺得死不足惜。


## 16. 和很久不見的人擁抱過嗎？

　　擁抱，在韓國文化中是令人感到生疏的事情之一。但時代變得了很多，最近的年輕人之間正流行自由擁抱（Free Hug）。儘管如此，對我們來說擁抱（孩子和父母之間的擁抱除外）仍是件讓人感到不太習慣的事。我在想，這會不會是因為受到儒教文化影響的關係呢？有可能是因為男女有別、長幼有序、男女七歲不同席等教義，韓國人因而變得忌諱擁抱。我甚至看過有人握手的時候只伸出指尖。

　　我因為在美國留學過，因此擁抱對我來說是件非常自然的事。剛回到韓國的時候，我曾為了這個問題深深苦惱。我在精神醫學角度上下的結論是：如果不是會讓人覺得反感的異性，輕輕

地擁抱對方，能給人親切感和親密感。

　　如果擁抱文化變得更普及，我們乾涸的感性是不是會復甦呢？我建議，就算責備了弟子、下屬或孩子，斥責過後要擁抱對方。什麼話都不用說，僅僅是給對方一個溫暖的擁抱，就能充分地傳達出自己愛著對方、珍惜對方的心意。如果對方了解那個擁抱的意義，他將會深感懊悔或流下熱淚。這就是擁抱的真正的力量。


## 17. 一邊踏著落葉，一邊陷入沉思過嗎？

　　若看到落葉因為拂過的風而一片片落下，任誰都會像個哲學家陷入沉思。我們可能會覺得人生無常或回顧自己的人生。我們會切身感受到世間萬物皆有盛衰，以及宇宙運轉的這個大自然的循環法則。

　　我曾在萬物都靜靜地陷入沉思的秋天，畫過一幅名叫「月明之時，落葉寫詩」的文人畫。那幅畫出自我某一天的經驗。

　　深山山谷中，月亮太過明亮。因此，我踩著小徑上的落葉往前走。我只聽得到落葉被踩過的聲音，整個宇宙似乎陷入了極度的寂靜。我小心翼翼地踏出腳步，深怕吵醒入睡的森林、熟睡的山中野獸。好不容易走出小徑，一個小湖出現在我的眼前。也有落葉落在湖面上。被晚風吹落的落葉激起漣漪，彷彿在湖上寫下一篇美麗的詩句。怎麼會有如此美麗動人的和諧畫面呢？

秋天是踏上旅途的季節，是內心某處似乎感到空虛、孤寂的季節，但眼前和諧的畫面，卻是一劑心靈清涼劑，洗淨了我的靈魂。

## 18. 故意在陌生的地鐵站下車過嗎？

哇，原來首爾也有這種地方啊！我們會誤以為自己來到了世外桃源。一切都很新鮮、很神奇。又沒有人在等待我們的到來，內心卻有點怦然心動。我們彷彿成了外地人，一切都感到陌生又生疏。腦當然會感到興奮，並且會伴隨些微的不安和緊張。對我們來說，這是個嶄新的體驗。

這種體驗會為日夜都在同一個車站上下車、反覆不斷的生活帶來些微的刺激。這也是人生中小小的樂趣。在陌生的巷子裡四處晃晃吧。我們會像是來到遠方旅行一樣，被激起好奇心。

然後走進一家咖啡廳，在能看清楚窗外的位置坐下吧。讓我們一邊深呼吸，一邊享受輕微的興奮感吧。這裡是哪裡？是紐約也好，是巴黎也無妨。旅行是為了接觸到新的事物。想到我們靠這小小的旅行，就從枯燥乏味的日常中得到了解放，心情就會放鬆不少。

## 19. 故意走其他的路上下班過嗎？

如果一直使用相同的迴路，腦會變得很容易疲勞。總是搭一

樣的車、經過同一條路，會覺得安心，也不用浪費能量煩惱要走哪一條路。人類生活中會產生習慣就是因為這個原因。這在精神與經濟層面上，都是非常有幫助的消耗模式。

問題是，腦並沒有那麼簡單。腦並不會因為一個區域覺得好，就整個腦都覺得好。雖然變成習慣很方便，但因為反覆做同一件事情，仍然會感到厭煩，甚至一不留神還會變得墨守成規。

必須要有變化才行。變化會伴隨著些微的不安，因此需要一點勇氣。有些人會因為小小的變化而過於不安、害怕，結果會總是重複去做同一件事。強迫症患者就是個代表性的例子。明明是酷熱的盛夏，有人還是會一如既往地穿西裝、打領帶，出現在休閒聚會上。明明覺得很悶熱，本人卻會說穿成那樣比較舒服。這種人真的是不知變通、死腦筋。

反覆的日常會使腦變得疲倦。這時的處方箋是「小小的變化」。上下班時走不一樣的路，或就算走同一條路，但換個時間走，那條路就會變得截然不同，各位將會覺得陌生、體驗到新的感受。


## 20. 有陶醉在大自然而渾然忘我的經驗嗎？

聽到「渾然忘我」這個詞，各位可能會去想像某個壯觀的景觀。但實際上，我們沒必要那麼做。據說，以前的書生會在下雨的時候，陶醉於從屋簷上低落的雨水聲喝酒吟詩。最近也有不

少有品味的人懂得這種風流雅趣。何止是屋簷滴水聲呢？風聲、鳥鳴、湍流的水聲……自然的聲音不管什麼時候都會讓人聽得出神。

自然的聲音不同於音樂，沒有一定的節奏，但卻又若有似無、不規律中仍有著規律，這就是自然演奏出來最棒的聲音。人類在聽著自然的聲音時會覺得最舒服並被療癒。這時，我們腦中會產生能使我們覺得舒服的 α 波，疲勞也會跟著消退。對我們來說，自然就是治癒劑。

## 21. 精心打扮過嗎？

人們自古以來就說「人要衣裝，佛要金裝」。也有人說，穿得乾淨的乞丐討得到更多錢。如果穿戴整齊，人們的態度就會改變，這是無可爭辯的事實。因為我們在面對人的時候，會不可避免地先看對方的外表。

流行這東西非常奇妙。如果窄領帶流行的時候繫寬領帶，會看起來傻傻的。而如果在寬領帶流行的時候繫窄領帶，會看起來很寒酸。時尚必須每年改變生意才做得下去，也是因為這個原因。像這樣，現代人對時尚特別敏感。由於現代社會強調外在美，這種傾向因此變得更強。

當然啦，如果是個內在非常充實的人，那他根本就不會花心思在外貌上。但大部分的人只要穿上好的衣服出門，就會不知怎

麼地變得意氣風發，自我存在感會變高。

如果經濟許可，人生中至少要精心打扮一次。如果從頭到腳打扮有困難，那可以選擇比較經濟實惠的方法，戴上圍巾、絲巾等，把亮點集中在一處。如果覺得抑鬱，那天試著打扮看看吧。那麼，本來連門都不想踏出去的腳步將會湧現力量。


## 22. 送過別人充滿鄉村風情的禮物嗎？

如果去逛鄉下的五日市集[9]，就會發現新鮮、尚未成熟的水果和拌菜非常地香。如果到處晃晃、四處看看，腦袋裡一定會浮現某個人。那個人可能是父母或家人，也有可能是朋友。

這時，我們就別殺價，直接把東西放入籃子，原原本本地寄給那個人吧。然後記得留言「我去了一趟鄉下市集，發現已經開始在賣好吃的香瓜了。因為想到你，所以買一籃寄給你。」只要去想像收到禮物的人的表情，我們就會像是自己也收到禮物一樣感到心滿意足。這就是付出引起的名為感謝與感動的內心波動。

裝著鄉村風情的籃子裡，也裝滿了暖暖的人情。這跟只是寄出一張商品券是完全不同的。說不定對方在收到充滿誠意的小紙條後，會因為太過感動而嘩地流下眼淚。光是想像這樣的畫面就覺得很幸福對吧？自己小小的付出，讓別人感到幸福，這是沒有

---

9　五日市集：五天開一次的市集。

任何東西能夠取代的寶貴體驗。

　　已經有許多實證報告指出，不是為了自己，而是為了別人的幸福、成功、喜悅祈禱時，會發揮出神奇的效力。只要我們真心為某個人祈禱，那個人身上就真的會發生奇蹟般的事情。對在市中心受到壓力而備感煎熬的人來說，各位寄出去的那籃清新芳香的水果，將會是一劑心靈清涼劑。


## 23. 買過花嗎？

　　我之前去俄羅斯旅行的時候，看到那裡的機場裡有非常多的花店後嚇了一跳。從飛機上下來的人們，就像是約好了似地都跑進了花店，然後抱著一大束花走出來。

　　買花的人，無論是心靈還是微笑，都和花一樣美麗。雖然不曉得是要送給誰的禮物，但愛花的人，人品肯定也如花般美麗。

　　買花的人的穿著看起來並沒有非常富裕。但買好花出來時的表情卻看起幸福無比、悠然自得。實際上，買花的人、拿著花走過去的人，表情比任何人看起來都明朗、幸福。

　　內心無法平靜或生氣的時候，靜靜地坐在花田裡看看吧。各位將會覺得自己的內心漸漸變得像花一樣美麗。在這個世界上，不會有人在花朵前面咬牙切齒地說要報仇。

　　今天下班後，在回家的路上買束花吧。想到能在孩子們的書桌上放幾朵漂亮的花，我們就會感到心滿意足。如果是給心愛的

人那更好。僅僅是想像走進花店買花，我們就會感到怦然心動、變得很幸福。只要想像收下花的人幸福的表情，我們就會不自覺地露出幸福的笑容。我們這是在把比花還美麗的笑容當作禮物送給自己。

## 24. 去過山上或森林裡嗎？

　　人類有一種會很本能地去尋找自然的習性。只要沉浸在山、森林、平原等綠蔭，我們的內心就會自動變得很舒服。這是原始人類長久以來過著打獵生活而形成的很本能的習性，而這習性烙印在我們的基因裡。

　　如果週末去市中心附近的山上，就會看到宛如行軍般排成一列的隊伍。韓國人會因為特有的急性子，被後面上來的人搞得無法好好喘口氣。好不容易爬到了山頂，也只是喊幾聲「呀呼！」，拍了幾張照後就匆匆地下山。這稱得上是真正的爬山嗎？

　　爬山是一種冥想。山是神聖的地方。過去，韓國人的祖先可是連「登山」這個詞都不敢掛在嘴上。他們都說，如此神聖的山，誰膽敢踩著上去。他們會說另一個詞，叫「入山」。這個詞蘊含這樣的涵義：像是投入媽媽的懷裡般走入山裡。走進山裡，我們的內心會變得舒服、平靜無比。這就是療癒。這時候，幸福荷爾蒙「血清素」會噴湧而出。如果想要安靜地一邊沉思一邊爬

山，那我建議各位去很少人會去的安靜的山。很少人會去的山，才是座名山。

我們都會太過匆忙地上山，又太過急促地下來。下了山後，就會用一副理所當然的臉，在各種賣山中野菜料理的餐廳或酒館排隊，而坐在店裡的人們都喝得醉醺醺地。在默默看著人們這副模樣的山面前，我只覺得丟臉。

## 25. 去過歷史遺跡之旅或文化之旅嗎？

過去，我有一個弱點。我在韓國當完軍醫後，便馬上去美國授課教精神科了。而這導致我對韓國有許多不了解的地方。因此，我回國後便認真地跟著民學會研究韓國文化。民學會是研究韓國庶民文化的根源的學會。在這裡，可以認識到紗帽商人、草鞋商人、巫堂等各種韓國的傳統文化。

與民學會會員一起去遺跡探訪時，都只會去一般觀光客不太會去的坍塌的城牆等沒什麼好看的地方。但我們能和住在那些地方的學者們徹夜談論各種事情。

特別是在其他人文科學學會都無法聽到的各種生動的故事，在我研究我的專業領域社會精神醫學和比較文化精神醫學時，給了我關鍵性的幫助。在那之後，我也參加了漢陽大學文化人類學系的李熙秀教授主導的世界文化之旅。這在比較與研究韓國文化時給了我很大的幫助。

只要站在遺跡所在之處，彷彿就能聽到在遙遠的過去，曾路過此處的祖先的腳步聲和氣息。我又會想，在遙遠的未來，來到這裡的子孫們應該也會感受到我的氣息吧。沉浸在各種思緒裡，我就會深深覺得「要好好地去度過」短暫的一生。一趟歷史遺跡之旅和文化之旅將會給我一個認真反省此刻的自己的契機。

## 26. 讀過或聽過與職業無關的書或演講嗎？

　　多虧我主修了社會精神醫學，我必須要學習各個領域的知識。為此，我必須四處奔波。為了寫作著述，我也需要擁有廣泛的知識。除了讀書和演講，我還需要看許多教育節目、紀錄片。雖然這些東西漸漸有著重趣味性的傾向，而令我覺得可惜，但影響我最深的東西仍然是書。

　　雖然最近有電子書出版，但易讀性還是比不上紙本書。書，必須要仔細地讀，才能加以思考，也才能創造新的東西。我的書都畫滿了一堆線、寫滿了各種筆記，所以像抹布一樣破爛。因為我讀書的時候會和作者對話、提問、得到解答。而且，像這樣做記號比較容易記起來。所以我不太常去圖書館，畢竟我們不能在從圖書館借來的書上畫線或塗鴉。

　　各位讀者現在讀的這本書是我寫的第 89 本書。人們聽到我這樣說，都會很驚訝，並好奇到底怎麼能寫出這麼多書。社會精神醫學涉及的範圍本來就很廣，而且我只要讀書，心裡就會產

生「比起我自己一個人知道，我想與許多人分享這個內容」的衝動。如果有這種想法產生，就會不寫不痛快。

我一直都認為，書裡有路會指引我們。書，是我們能接觸到學者們畢生研究的知識和資訊最簡單的方法。書會使創造性在我們的心中萌芽。書，是引領我們邁向未來最棒的引路人。

我無法去想像沒有書的人生。許多學者們指出，小小的島國日本會躍升為世界強國，正是因為他們勤勉的閱讀熱潮。實際上，已開發國家的人都是讀書狂，無一例外。他們都會帶著厚厚的書出門。只要有時間，就會打開書本。我確信這就是締造出已開發國家的基石。

但韓國的讀書量卻低到令人感到羞愧。如果單純只比較讀書量，韓國的讀書量幾乎和開發中國家是同一個等級。雖然韓國人本來就算聰明，因此至今靠著模仿，成功跟上了其他人的腳步、走到了這一步。但從現在開始，我們必須培養實力，與其他人決勝負。我們正處於不能跟隨別人的腳步，而是要利用只屬於我們的知識，創造出沒有人能夠模仿的、具有獨創性的東西的階段。而將奠定那個根基的東西就是閱讀。


## 27. 不自覺地大喊過「我的人生好精彩！」嗎？

喊出這句話的瞬間，腦會切換成正向模式。血清素和多巴胺會滿溢。這句話裡蘊藏著對人生的高度禮讚。

就算不是什麼了不起的事也沒關係。有時候，我們會在工作到一半時突然凝望窗外美麗的天空。這時，我們的腦中會閃過「啊，活著真美好！」這種想法。悶熱的夏天，如果突然吹過一陣涼風，我們的心情會怎麼樣呢？

　　不曉得是不是因為上了年紀的關係。我早上醒來時，會覺得「啊！活著真好」。因為有預感今天也會度過精彩的一天，所以內心沒來由地怦然心動。許久未見的好朋友打電話問我最近過得怎麼樣；同事送了我一個出乎意料的小禮物；拖著疲憊的雙腿、搭上公車時，剛好有個空著的座位。

　　這都是些微不足道的小事。但對歌頌人生的人來說，這些事並非不足輕重的事。雖然我們有時候會覺得很累，有時候會覺得生氣，但人生仍舊有活下去的意義。

　　人生不可能總是都很快樂、幸福。雖然最近正向心理學在學術界很流行，但人只要活著，就會有覺得真的很憂鬱的時候。我們有時候會覺得很難過、很想哭。這種時候就要哭出來。活在這個時代的我們大概是患了「必須要笑」的強迫症，因此似乎忘了要怎麼哭。許多人誤以為除非是因為勝利而流下感動的淚水，哭就會變成人生失敗者。有悲傷、有淚水的人生，才是真正精采的人生。

## 28. 屏息聽過蟲鳴聲嗎？

秋天的夜晚，走在鄉下街道上，蟲子們的合唱將會滋潤我們乾涸的靈魂。有什麼交響樂比這還要完美、精彩呢？明明就沒有指揮家，但卻達到了完美的和諧。高音、低音、長音、短音一同演奏出來的交響曲響徹整個世界。

因為怕干擾到牠們的合唱，我在踏出腳步時都會小心翼翼。各位知道嗎？人類的腳步聲會讓蟲鳴停下。發現合唱停下的瞬間，我非常驚訝地停下了腳步。默默地、靜靜地等待了片刻，優美的合唱這才接著唱了下去。指揮非常地嚴謹又敏感。必須要屏息、安靜地站在原地，才能毫不間斷地享受那優美的音樂。秋天的夜晚，兩人走在田野間，就連腳步都會變得安靜，對話時都會變得格外小心。

人類的交響曲在演奏完畢後，會爆發出如雷般熱烈的掌聲。但大自然的演奏結束後卻不會有掌聲。鳥兒們的合唱、湍流流動的聲音、風聲結束後，也都不會有掌聲。我們要打開五感，至少在心中為自然的演奏獻上熱烈的鼓掌。


## 29. 故意淋著雨走在路上過嗎？

我想說的並不是年輕人的浪漫情懷。不管年紀多大，無論是誰，多少都會有一次想被溫暖的雨水淋得溼透的衝動。會溼透的東西，頂多就只有一件破舊的夏季衣服而已，落在臉頰上的雨聲

就宛如宇宙的訊息神秘無比。

那朵雲是在哪裡漂泊過後來到這裡，又變成雨落下呢？望著天空，不一會兒，臉上就流著雨水。衣服早已溼透了，天不冷，是個適合走走的天氣，也沒有人會在看到我們時嘲笑我們，各位會想要就這樣不停地走下去。

我們上一次淋著雨走在路上是什麼時候呢？記憶太過遙遠，連想都想不起來了。淋著久久未淋過的雨，年輕時的熱情彷彿再次甦醒。每滴雨水似乎都湧出了新的生氣。一滴一滴落在頭上的雨滴似乎是在喚醒我們笨重的腦袋。那心情是在枯燥乏味的日常中，許久沒有感受過的新鮮感及清涼感。


## 30. 因為感動而流淚過嗎？

我無法想像沒有感動的人生。感動的淚水本身就是個非常棒的療癒劑。這效果可是比笑的效果強上六倍。日本東邦大學的有田秀穗教授稱之為「感淚療法」，並歌頌這個療法對腦疲勞相當有效。

淡淡的感動會為我們帶來活著的樂趣，而令人胸口滿溢的感動甚至會改變一個人的一生。特別是滿溢的感動會給年輕、徬徨的人強烈的契機，讓他們決定自己要走的路。像這樣滿溢胸口的感動具有改變命運的強勁的力量。

## 31. 不停地走在田野上過嗎？

在稻穗成熟而低頭的秋天田野上走走看吧。我們的內心還能再比這豐足、豐盈嗎？在稻穗還帶著嫩青的時候，我們能盡情享受到新鮮又清香的秋季風情。就算沒有特別要去哪裡，沿著路走走看吧。

不一會兒，到達山坡時，各位就會陶醉於遍地的農作物成熟時散發的香氣。嘴裡塞滿準備好的便當，眺望那遠方豐收的田野的心情，是無可比擬的。

到了冬天，我喜歡空蕩蕩而看似放蕩不羈的田野。立起大衣衣領，迎著冬風前進的心情非常特別。那是只有冬天的田野才能帶給我們的空蕩蕩的填滿感。偶爾飄落的枯葉會把冬天的田野當作舞臺，在那跳舞。稍微停下腳步，看看四周空蕩蕩的田野吧。我們彷彿能聽到大地正在為明年春天做準備的心跳聲。田野默默地抱著無數個嫩芽。走過田野、抵達鄉村後，在那裡的咖啡廳喝的咖啡會令人倍感親切。

## 32. 赤腳走路過嗎？

我演講的時候會突然問聽眾們有沒有赤腳走路過。這時，大家都只會互看臉色，很少有人會舉手。

我們和自然離得太遠了。我們遮住太陽、擋住風，又用厚厚的鞋子覆蓋住大地。這種生活遠離了自然。這樣是無法維持健康

的。

　　大地流著地磁，頻率是 8。我們的腦在舒服的狀態下也會產生 8 的 α 波。大概是因為這個原因吧，如果無力地坐在地上，就會覺得似乎被抱在媽媽的懷裡，心裡會覺得很舒服。這在腦科學裡稱為「邊緣共振」。我們將體驗到遙遠的太古時期，而邊緣系統會欣喜地對我們揮手。

　　赤腳踩在地上看看吧。大地和我們，不，是宇宙和我們融為一體。把所有的苦惱或煩惱都甩到地上吧。就連劃破天空的閃電，大地都會在轉瞬之間把它中和掉，又更何況是渺小的人類的苦惱和煩惱呢？

　　大地是所有生命的根源，大地懷著生命的生氣，而踩在土地上走路，意味著與生命的氣息同在。

## 33. 去過回憶中的某個地方嗎？

　　無論是誰，心中都有個忘不了的地方。不管歲月再怎麼流逝，我們心中的某個角落都會依稀留有某個地方。那裡可能是見到初戀的地方；可能是擁抱心愛的人、怦然心動地接吻的地方；可能是因為某些原因而必須要分離的地方；也有可能是小時候在鄉下打滾玩耍時爬上的小山。那有可能是甜蜜的回憶，也有可能是痛苦不堪的的事情。但歲月是令人感謝的存在。它會把令我們感到惋惜、痛苦的記憶都昇華成美麗的回憶。在腦科學裡，記憶

無論何時都會被重組、編輯成對我們有利的樣子。除非是當下想著要自殺的厭世主義者，不然我們的腦都有個特徵，那就是它大致上都會把記憶整理成正向回憶。

今日面臨的現實令我們痛苦、疲憊時，去「那個地方」看看吧。那時候的記憶會鮮明地浮現在腦海裡，為我們枯燥乏味的生活增添活力。那個記憶有可能是心痛的回憶，但無論是哪種痛，在回憶裡總是會被回想成美麗的記憶。惋惜和痛楚中都會帶著淡淡的微笑。那也是歲月賜給我們的祝福。

## 34. 在營火前通宵過嗎？

全世界都變得一片黑暗，山中野獸們都已沉沉入睡。營火也只是在呼吸而已。圍坐著的人們的臉都被照得通紅，老教授的話漸漸變得越來越有深度。大概是因為快要凌晨了吧，起風了。雖然徹夜未眠，但卻不會累。在短短的時間裡，我們似乎變得很近。我們分享了許多事情，然後變得更了解彼此了。啊，原來他是這種人啊。第一次知道的事實會使我們驚訝，有時候還會使我們產生敬意。或許，這是送給在營火前共同度過夜晚的人們的禮物。老教授隨口說出來的每一字每一句都充滿著深度和重量。所有人似乎都成了哲學家。時而有流星劃過夜空。

或許，我們的人生在宇宙的循環中，也不過像流星一樣稍縱即逝。昨天竟然為了一點芝麻蒜皮的小事吵了一整天，那段爭執

的時間不禁令人覺得羞愧。我們將會一下子就成長不少，蛻變得成熟。

## 35. 突然動身前往不在計畫中的旅行過嗎？

這不是件容易的事。要忙碌的現代人突然去遙遠的國度來一趟漫長的旅行，幾乎是不可能的事。但正因為這樣，試著去一趟那樣的旅行，說不定能成為漫長人生中的一段插曲。

如果環境真的不允許，那我們可以週末的時候臨時去比較近的地方旅行。我們的腦有著喜歡出乎意料、突如其來的事情發生的習性。在枯燥乏味的日常中出現的小小的驚喜和變化，都是會刺激腦、使腦變得愉快的清涼劑。因為沒有預約就踏上旅程，所以可能沒辦法馬上就找到能過夜的地方。陌生的道路，夕陽正漸漸西下，但我們卻無處可去。我們會變得有點像淒涼的過客，心裡湧上哀傷。自己將會在哪過夜呢？些微的不安和怦然心動在心中發芽。腦非常喜歡這種情況。

就算各位不是擁有強烈的冒險精神的冒險家也沒關係。光是想像自己在夕陽西下的陌生街道上徘徊，我們就會覺得很愉快。哼著平時喜歡唱的歌，將使那個情調變得更濃。

## 36. 和花與樹木對話過嗎？

各位知道花聽得懂人話嗎？

如果對著花說「好醜」、「好髒」，花會謝得很快，但「好漂亮」、「謝謝」這種讚美的話會讓花開得很久，我們也會很高興。如果還沒有過這種經驗，希望各位一定要實驗看看。

　　也試著和樹木對話吧。靜靜地抱著樹，傾聽樹的聲音吧。樹木會從土地深處吸收水分，供應那高高的樹枝、那一片片的葉子。各位仔細去傾聽那個聲音吧，樹木也是有脈搏的。也問問樹木它的年齡，或試著自我介紹吧。樹木也會有許多想知道的事情。

　　接著，是該後退一步向樹木道謝的時候了。我們有許多要感謝樹的事。樹會開花、結果。樹會招風、會提供涼爽的樹蔭。華麗的楓葉會使我們看得出神。接著，樹葉會凋落。當樹葉回到樹根，它們會與泥土一起變成肥料，讓樹明年春天也能萌芽。我們很自然地會說出感激的話。


## 37. 曾經站在山坡上，敞開心胸享受吹來的風嗎？

　　說到風，雖然暖和的春風、涼爽的秋風都很棒，但都比不上五月的初夏暖風。光想像自己敞開胸膛迎接五月清香的暖風，就會覺得怦然心動。我們彷彿聽到了深受市中心公害所苦的細胞一個個大喊著「啊，好涼爽！」

　　站在被青綠色的香氣染滿的五月山坡上，不僅會感受到涼爽的風，一直以來被封閉起來的五感也會很自然地打開。站在暖風

吹來的山坡上任襯衫隨風飄揚，就會像是變成電影主角一樣，我們將陶醉於浪漫中。


## 38. 在果樹園瓜棚下吃過水果嗎？

某天，一個到鄉下出遊後回來的人抱怨了一番。

「鄉下的西瓜竟然會更貴……比首爾的西瓜難吃，喊的價又貴得不像話。感覺被坑了。」

為了那個人好，我稍微挖苦道。

「首爾哪有什麼西瓜啊？我在首爾可沒有看過西瓜田呢……而且，全國的農產品都聚集到首爾，價格當然會比較便宜，味道當然也會比較好，還是別拿它和鄉下的西瓜田做比較吧。」

在鄉下瓜棚下吃的西瓜不應該用價格來評論它的價值。我們嚐的不是味道，而是風情。在首爾方方正正的公寓和辦公室裡，是不可能會有瓜棚下的風情的。粗糙地用草繩纏繞原木做出來的瓜棚，可是還有著搖搖晃晃的樂趣。

那是多麼自然又充滿農村風情的風景啊。有必要硬是給它定價、斤斤計較嗎？沒有跟與鄉下清新的草味、肥料的味道、雲雀的鳴叫聲同住，並且辛苦耕作的農夫道謝就算了，竟然還對收穫的價值斤斤計較，真的是很不應該。我覺得那不是都市人該有的禮貌。

## 39. 毫無計畫地搭過鄉下公車或緩行列車嗎？

先不要決定目的地，直接到車站搭緩行列車或公車吧。車子稍微奔馳一會兒就會離開市區，開到清閒的鄉下。首先，我們的視野會變得遼闊。空氣很乾淨。光是這樣，我們就會覺得擺脫了被追著跑的忙碌日常，心情會變得很輕鬆。

要在哪下車呢？哪裡會比較好呢？光是想這些事情，就會有點興奮。如果覺得就這裡好了，就下車吧。一切都會很陌生。這裡是哪裡？是什麼地方？心中會出現些微的興奮和怦然心動的感覺。在車站附近的餐廳吃的一碗湯飯會讓我們覺得很美味。

和坐在路邊賣蔬果的老奶奶買些水果，順便問附近有什麼旅遊勝地吧。哇，原來韓國也有這種地方啊。各位將會嚇一大跳。會覺得來到這裡真是太好了。我們將會反思被排得滿滿的日程追著跑的生活。自己到底是為了什麼而活得這麼忙碌呢？有時候，我們需要毫無計畫地脫離日常，花一點時間，問自己為什麼要在人生道路上衝刺。


## 40. 在月光下散步過嗎？

我們都忘了月亮和星星的存在。我們太過致力於建立工業社會，而在不知不覺間遺忘了浪漫的詩句和歌曲。至今為止，我們都與自然離得太遠了，我們都罹患了自然缺乏症。我們離自然越來越遠，因此陷入了不幸，甚至失去了健康。我會在深山裡建立

仙村，正是因為我想要把遺失的大自然還給都市人的關係。

在仙村，只要到了農曆初五，就會關掉所有的電燈，只靠月光度過時間。當月亮升起，大家就會一起上山。在月光下上山的感覺，就像是在路上遇到被我們忘得一乾二淨的老朋友。本來被我們遺忘的自然會讓我們欣喜無比。看著月亮，心裡會在不知不覺間感到很舒服。我們會想，原來這就是幸福啊！我們還會想到媽媽，也會想到分手的戀人、以前的朋友。我們的思緒將會回到童年時光。我們將會度過幸福的時光。或許，我們可以稱這個活動為「把遺失的月亮放回都市人心中的運動」。

## 腦喜歡的七件事

到目前為止，我為各位介紹了四十種透過感性之旅提高感性指數、減緩腦疲勞的方法。最後，讓我們簡單整理本書到目前為止所廣泛討論的內容吧。

### 1. 腦喜歡新的事物

如果反覆使用一樣的迴路，腦會感到倦怠、容易變得疲勞。請各位不要忘了，腦隨時都喜歡新奇的事物，讓我們透過變化，

適度地刺激腦吧。

## 2. 腦喜歡冒險

腦喜歡輕度的刺激和冒險。比起太過靜態的狀態，腦比較喜歡伴隨著些微刺激的冒險。這種時候，腦會因為好奇心而變得活躍，這種刺激會使腦充滿幹勁。

## 3. 腦喜歡進步和成長

腦喜歡日益進步的成長。這點不僅是人類與動物的差別，也是促使人類發展的很本能的動力。

## 4. 腦喜歡時間限制

如果被時間追著跑，會有壓力累積。但是，腦反而喜歡時間限制帶給我們的適度壓力。只要想想 DMN，我們就能理解這個道理。考試期間臨時抱佛腳效率會高正是因為這個原因。

## 5. 腦喜歡知性快感

腦喜歡學習、練習新的事物。腦喜歡適度的知性刺激與快感勝過一切。這也是保持年輕和健康的秘訣。

## 6. 腦喜歡享受適度的壓力

好壓力就是代表例子。腦會在給予適度的刺激和休息，使緊張和放鬆週期達到平衡狀態時運作得最活躍，並維持健康的狀態。就某種層面來說，腦會將適度的壓力視為人生的調味料。

## 7. 腦喜歡朝著遠大的理想前進

朝著遠大的夢想努力時，腦也會朝著相同的方向努力。在達成目標之前，腦都不會變老，不會生病，也不會死亡。無論是何種難關，腦都會輕鬆地克服它。

# 活得像個書生吧！

　　血清素是本能慾望被滿足時會被分泌出來的荷爾蒙。因此血清素會使我們心情變好，給我們一份名為「幸福感」的禮物。

　　各位想像一下肚子餓的情況。我們會處於血糖下降、體內失衡的危險之中，而位於腦部的下視丘會因此陷入緊急狀況。如果這時候吃東西，我們會變得很幸福，體內平衡會恢復，我們的身體會回到原本舒適、舒服的感覺。在腦中扮演這種調整角色的50多種神經傳遞物中，血清素是最重要的荷爾蒙。

　　血清素會幫助我們的腦保持平衡，避免我們的腦有極端傾向。它會調整我們的腦，避免我們具有攻擊性、心中產生深不見底的貪心、或陷入過度的歡喜及憂鬱症。它會調整抗重力肌，使我們保持端正的姿勢，使我們做出充滿朝氣的表情，因此它又被稱為美人荷爾蒙。

　　我越是了解血清素的主要機能和能力，就越是感到驚訝。因為血清素簡直跟「書生精神」一樣。各位想想看書生的形象如何？他們很穩重，精神相當地安定，不會因為周圍的刺激而動

搖，也不會陷入誘惑，並且具有安定感。書生們很沉穩、安靜。他們不只姿勢端正，就連生活也都很有規律又乾淨。他們還擁有崇高的人格和品格，充滿無法隨意接近的威嚴和非凡的魅力。

我們會發現，賜給我們的身心幸福感並維持體內平衡的血清素，與活得中庸（這不就是體內平衡嗎？）且節制的書生的生活非常地像。

在這個充滿無限競爭和私慾的時代，如果能用血清素心態，也就用是書生心態生活的話，我們的生活會變得如何呢？我們的生活會變得舒適許多。疲勞會得到緩解，擁有的越多反而感到越空虛的心會變得充滿幸福感和滿足感。


## 為什麼是書生精神？


我們韓國人從未在這個世界上扮演過先驅的角色。知識、理論、理念到哲學，全都是從已開發國家進口、模仿後走到了這裡。多虧了大家努力模仿，韓國才得以在新興工業國家中站在領先地位。但過去十多年，韓國卻一直都處於勉強擠入已開發國家隊伍的狀態。跟著別人的腳步走是有限的，從現在開始，我們必須要用我們自己的東西與他人決勝負。更何況第四次工業革命時

代已經在眼前了，不是嗎？

　　我確信，韓國能夠帶頭宣揚的事情，正是高舉名為「書生精神」的旗幟。你問我都什麼時代了，竟然敢舉著那種過往的旗幟出來？

　　這是不了解第四次工業革命時代的人才會說的話。第四次工業革命時代，AI 機器人幾乎取代了所有至今為止人類能做的事情。也就是說，機器人更有效率地在做至今為止人們認為只有人類能做到的複雜的事情。在不曉得機器人還會做什麼事、充滿不確定性的世界裡，人類只能在不安中顫抖。我們的職場、工作可能會在一夕之間消失，怎麼可能不感到不安呢？

　　到最後，時間越是流逝，我們越要關注的東西，只會是機器人無法取代的、具有創造性的、更高層次領域的事情，腦也會因此變得越來越疲勞。而我們的精神將會因為從未經歷過的、前所未有的世界而無法保持健全。美國社會是不是就是因為預見了人類黑暗的未來，才會專注於心靈冥想和 Healing，以擺脫唯物主義帶來的空虛感呢？

　　現在開始，我們需要的東西是正確的價值觀，以及能維持內心端正的書生精神。在現代社會讓書生精神復活，是唯一能使腦維持健康的方法。

## 1. 知足

我們在前面提過如無底洞一般的私念，也就是多巴胺引發的貪念。我想，我們在這個時代會面臨不幸，主要原因或許就是「永無止盡的貪念」。就是那個「想要爬得更快更高、想要得到更多」的貪念。

至今為止，我們都只忙著追求外部、物質的成長。但冷靜想想看吧。韓國現在站在新興工業國家隊伍的最前面，這是努力跟上已開發國家的腳步得到的結果。但如果要擠入已開發國家的隊伍，就必須要做全新的準備，朝著全新的頂峰往上爬才行。很不幸的，我們根本看不到這個頂峰，這是個未知的世界。因此，也沒有能讓我們能沿著往上爬的路。看不到前方，又沒有路讓我們爬上去的頂峰，就是已開發國家站著的地方。

這與到目前為止，我們努力沿著別人鋪的路、朝著看得一清二楚的頂峰努力往上爬是截然不同的事。這個過程可不容小覷。那頂峰也不是我們匆匆忙忙、加緊腳步就能到達的地方。我們必須要沉著地思考，動員所有的知識，開拓出新的路。

為此，我們必須要懂得正確判斷並承認我們所處的位置。我們要懂得拋下不切實際的貪念，不要只想著去追逐遙不可及的理想。我們必須要有懂得滿足於目前所擁有的東西的智慧。

知足，指要懂得滿足自己所擁有的東西，而那就是幸福。我們至少要懂得滿足於自己所擁有的東西，這樣我們的腦才會在精

神卜得到安定。我們必須要停止追求看不到盡頭的外部物質上的成長，才有辦法在內部精神上變得成熟。

## 2. 清貧

我很喜歡意味著「人品高潔而窮苦」的「清貧」這個詞。因為從這個詞中我能感受到「雖然物質上貧窮，但內心要活得清白」的書生氣節。

重要的不是能賺多少，而是用什麼方法賺錢。「儘管貧窮但愛好清貧」是書生精神的重點。這正表現出了堅持一生都要活得清白的高尚品格。

或許這些話在最近的年輕人耳裡聽起來可能會很可笑。現代社會風靡著「要靠適度的馬屁和妥協賺錢才能過好日子啊。總不能活得跟乞丐一樣吧？」、「在錢面前，根本不需要去計較自尊心、面子這種東西。」這樣的想法。這種人生態度，是認為就算橫著走，只要能到達目的地就好的目標導向的人生態度。

實際上，不要說是否定了，蠻不講理、要賴這種行為就跟家常便飯一樣，時不時就會發生，這就是現在社會的現實。為了目的，人們會不擇手段、逞強。想要賺大錢過好日子是很理所當然的，我並不是要責備這樣的心態，我只是認為賺錢的手段要乾淨。首爾大學名譽教授韓完相教授喜歡用「清富」這個詞稱呼這類型的人。「清富」的意思是清白的有錢人。我完全贊同韓完相

教授提出要成為「清富」的主張。

清教徒倫理中也有句話說「盡你所能賺錢，盡你所能節儉，盡你所能施捨」。只不過，我們要再加上「要賺得公正」這個條件。清教徒不會為了賺錢這件事本身而工作。他們認為工作是上天的旨意，只要工作，自然就會賺到錢。

至今為止，我們並沒有去在意賺錢的手段，大家只顧著賺許多錢，並累積了許多財富。到這一步，我們都成功了。但在實踐下一步「多付出」時，人們很吝嗇。而這是因為在這個時代，競爭社會的環境害我們變得冷酷無情的關係。

賺錢時手段要乾淨。而花錢時，要為了人類社會打開自己的錢包。這是件多麼棒、多有意義的事情啊！能夠做到這一步時，我們才會受人尊敬。

## 3. 名譽

曾在社會獲得成功、爬到高位，集萬眾之羨慕於一身的某位成功人士站到了檢察廳前。鎂光燈不停地閃爍，在記者們一連串的提問下，他只是很形式上地留下了一句「我會如實回答」便走進了檢察廳。看著那個人消失的背影，我們不禁會陷入沉思。

「那個人到底是為了什麼而活？」

為了爬到那個高位，那個人肯定吃了不少苦。一定熬了無數個夜，又常常沒能飽餐一頓。要通過那些困難的考試哪是那麼容

易的事情。好不容易身負了社會要職，不就應該要從那一刻起，為了國家、社會展現出自己的能力嗎？但他竟然被銬上手銬出現在檢察廳，不得不令人嘆息。因為做了苟且的事，想必他總是提心吊膽，擔心事跡會不會敗露。可能光是一通電話打來而已，就會讓他驚恐萬分。因為沒能戰勝幾分錢的誘惑，他才會走到這個地步。只為了幾分錢，就棄名譽如敝屣。用那種心態站在高位又怎麼會克盡職守呢？到底是什麼使他變成了那種人？到頭來，原因出在那個人最根本的價值觀上。

這都是教育錯誤、沒有學好的錯。

各種想法掃過我的腦袋。與此同時，古代書生們跪在宮廷前，拚上性命上書的堅毅模樣浮現在腦中。忤逆君意而被剝奪官位、流放邊疆，甚至被賜毒藥的書生數以千計。他們賭上了性命，為了自己的夢和理想與世界而戰。

名譽並非專屬於位居高位者或偉大的書生，那是我們所有人都要遵守的重要的價值觀。如同名譽所蘊涵的意義，作為一個人，我們必須捍衛我們的名字、地位、價值觀，才會得到認可。

## 4. 體貼

有句話說「南山谷[10]書生家裡哪來的辣牛肉湯？」就算今晚

---

10 南山谷（남산골）：今日韓國梨泰院附近的舊稱。據說以前有許多貧窮的書生們住在這一帶。

沒有飯吃，但只要有客人來，南山谷的書生就會要妻子端出辣牛肉湯，所以才會有這句話。這真的很荒唐，對吧？就算窮困，也不會表現出來，就連喝個白開水都要保持品格，這就是書生們的生活。

但這真的是裝腔作勢和虛榮嗎？就算自己稍微有點吃虧，對別人也要大方施捨。從廣義上來說，這不正好體現了我們韓國人富有美德的傳統──「弘益人間」[11]精神嗎？

相信各位都有聽說過慶州崔氏富豪家族的事。雖然有句話說富不過三代，但崔氏富豪家族已經繼承到了九代、有五百多年的歷史。這是怎麼做到的？如果去看崔氏富豪家族的家訓，我們自然就會豁然開朗。

① 可走上仕途，但不要做到進士以上
② 財產不要累積萬石以上
③ 要款待過客
④ 不要在荒年的時候買別人的田地
⑤ 媳婦在嫁進來後，三年內都要穿棉布衣
⑥ 不要讓四方百里內有人餓死

---

11 弘益人間（홍익인간）：韓國的開國國君檀君的治國理念，意指「致力於造福人世間」。

這種對窮困的鄰里毫不吝嗇地付出，但卻教誨家人們要過得簡樸並懂得節制的家訓，可以說將「地位越高，責任越大」（Noblesse oblige）這句話發揮到了極致。就是這種精神，使崔氏富豪家族得以傳到第九代，都還維持萬石富翁的地位，並被稱頌為受尊敬的富豪。

　　看看這個時代的社會，我們會感覺到人心變得越來越冷漠無情了，也漸漸不體貼鄰居了。不管是什麼事情，比起先讓給別人，都必須是自己優先。有些事情，可能會使我們稍微感到不便、吃一點虧，但如果這件事有利於公共利益，我們就應該要懂得爽快地讓步才對。

　　但我們卻做不到。

　　因為想要快點抵達目的地而開車插隊，結果引發了事故。也有人為了從失火的建築逃出來而爭先恐後，結果被困在狹小的逃生口、失去生命。薄弱的公共意識，常常會導致令人悲痛的事發生。請各位要記得，像這種「只要我不吃虧就好」的想法反而會使我們吃虧。

　　第四次工業革命時代就在眼前，而我們人類正站在交叉路口。

　　有一部分的人將會迅速接受新的變化、大獲成功。但大部分的人一定會因為日益變化的世界徬徨、倍感煎熬。一定會有許多人為了適應變化而感受到壓力，也一定會有人在失業後為了重新

找到工作而費盡心力。

　　變化是不平衡的狀態，而腦在不平衡的狀態下會變得疲勞。第四次工業革命是我們直至今日都沒有經歷過的快速變化，我們不得不擔心腦會超過負荷。因此，我們需要能使我們的內心屹立不搖的「書生精神」。

# 價值觀會保護腦

許多人都會一臉好奇地問我一個問題。

「博士您最近也很忙嗎？您好像比年輕人更忙於工作，怎麼都沒有感冒過呢？」

他們似乎覺得我都已經八十五歲了，卻還能保持健康並忙碌地工作很不可思議。而每次被這麼問時，我都會去思考這個問題。我的體質並不是與生俱來就很健康。那到底是什麼東西引領我到這把年紀呢？

我在想，會不會是因為價值觀和目標的關係。

「坦蕩又光明磊落的價值觀會保護我們的健康和腦。」

雖然乍聽之下可能會很難理解，但若仔細去想，就會發現這個道理非常簡單。價值觀錯誤的人當然會犯下錯誤。如果做了偷雞摸狗的事，偶然打來的一通電話都會使人驚恐不已。光是有人敲玄關門，犯了錯的人就會心跳加速，擔心是不是有人來抓自

己。屈服於不正當的錢的誘惑的人，會因為想到要付出代價而變得無法入睡、覺得夜晚漫長又可怕。

這樣會導致什麼樣的結果呢？這時，腦疲勞就不用說了，腦還會覺得生不如死。由於交感神經會陷入極度緊張的狀態，因此那個人會變得無法好好地過日常生活。韓國有句俗諺說「犯下罪過之人不可能睡得安穩」，這句話一點也沒有錯。腦都受到重創了，怎麼可能睡得著覺呢？相反地，能對天發誓自己的所作所為都問心無愧的人，在這世界上有什麼好害怕的事呢？

總之，我們抱持的價值觀不僅會影響腦疲勞程度，還會影響健康。各位要注意，最終會保護我們的腦和健康的守護者是「光明磊落的價值觀」。

## 為什麼我到了 85 歲
## 還能像 40 歲的人一樣工作？

各位是否有自覺過這個社會需要我們？

可能有人會反問我，光是在這世態炎涼的世界，活出屬於自己的人生就已經筋疲力盡了，還說什麼好聽的話？

但這種遠大的夢想，是我們的人生中最重要、最有意義的東

西。「我們做的小事有助於這個社會」這種意識會提高我們的自尊，使我們的人生變得珍貴，使我們的人生發光發亮。

我說這些話，並不是要各位去做什麼了不起的事。我想說的是，就算是小事、瑣碎的事，只要對這個社會有一點幫助，就都去做做看吧。我們可以當義工、幫助貧困的鄰里，也可以貢獻我們努力至今磨練出來的才能、才藝。不管做什麼事，只要想著我們正在為社會貢獻，我們的人生就會變得很充實、很有意義。

相反地，「這個社會不再需要我們了」這種想法，不僅會影響健康，稍有不慎還有可能會摧毀掉一個人。各位去看看犯下慘絕人寰的殺人事件、讓世人驚愕不已的犯罪者們的採訪報導吧。他們都認為這個社會再也不需要自己，認為自己是沒用的存在，把自己視如草芥。也就是懷著那種悲慘的想法，才會幹出正常人不可能做得出來的殘忍的事。

雖然是非常久以前的事，但我從國家那裡收到現役、預備役、民防衛 [12] 義務全都結束了的通知的那一天，我感到非常地空虛。大部分的男生會覺得總算都結束了而大聲歡呼。但我卻很奇怪地覺得國家再也不需要我了，心情變得很沉重。

---

12 現役：即現役軍人。韓國男性會在年滿 20 歲的時候收到入伍通知。
預備役：韓國男性在服完現役後要再服約 6 年的預備役。
民防衛：韓國男性在服完預備役後到 40 歲都要服民防衛。
一般來說，韓國男性要服完現役、預備役、民防衛才算服完所有兵役。

因此，就算是現在，我也覺得自己決定當醫生是個正確的選擇。因為醫生這個職業，只要有體力和意志，就能一直做下去。就算不繼續做醫生了，也能為了國民的健康做許多事。

　　實際上，為了使能夠預防疾病的自然療癒力普及，我正在盡我所能地努力。為了達到那個目標，我不但持續在做關於自然醫學的研究，也很努力在學習飲食、運動、生活作息、習慣改善等相關領域的學問。為了讓更多人知道我所領悟到的方法，我建立了仙村，並營運 Serotonin Culture。

　　為了健康教育，我寫作、跑遍全國向大眾演講、以專家為對象舉行研討會，並為了引領政府機關的醫療政策往正確的方向前進提供諮詢等。現在的生活比做醫生時還要忙碌。

　　我是在我大約五十歲的時候，下定決心獻上我的一生去樹立、普及能夠預防、療癒現代人生活習慣病的自然治癒力。神奇的是，從那天開始到現在，我一次都沒有感冒過。若去看我擠得滿滿的行程，這幾乎可以說是奇蹟。

　　但如果以科學的角度來看，這其實不是什麼值得驚訝的事情。最近有遺傳學研究報告指出，如果為了社會設立遠大的目標和理想並去實踐，我們的身心會往相同的方向前進。此外，在達到目標之前，我們不會老，不會生病，也不會死亡。不管遇到什麼樣的壓力、苦衷或令人感到疲憊的事，我們都會發揮出能輕鬆克服那些難關的超能力。

讓我們努力秉持光明磊落的價值觀吧。讓我們抱著能造福社會的遠大夢想吧。這麼一來，腦也會為了我們加油。腦將會大喊「好帥！好，就讓我們一起向前衝吧！」並將血清素和催產素當作禮物送給疲憊不堪的各位。

# 未來是腦的時代

感謝各位讀者將本書讀到這裡。

相信各位現在了解腦疲勞與我們平時所說的疲勞是不一樣的東西，這兩者從機制上就全然不同，解決方案也不一樣。

最近，韓國健康主管當局指出，肚子出現游泳圈的代謝症候群是萬病的根源，於是政府開始對此做出應對、推出了各種方案。各個地方自治團體也致力於預防及治療。然而，「腦疲勞是問題的根源」這個事實卻還沒有被廣為人知。幸好醫學界已經開始對腦疲勞提高了警惕，也創立了學會等，正多方面地付出努力。此外，最近有越來越多關於 Healing 的設施，開始出現在沒有被汙染的森林裡。以消除腦疲勞為目的設立設施這件事本身是件非常令人高興的消息。因此，讓我們抱著喜悅的心情，探訪這些新設立的設施吧。

很可惜的是，大多數的設施並沒有具備關於腦疲勞的科學知識，只有外觀建得看似專業而已。有的設施並沒有開設真正以 Healing 和休息為目的的療程，單純只是為了營利而在營運，實在

是令人感到惋惜。個人營運的設施就不提了，有不少由公家機關在森林營運的設施也缺乏基於科學根據設計的療程，甚至有些設施裡存在著會妨礙到真正的休息的公害。像這樣，目前有許多設施還沒有正確地理解 Healing 這個概念，且缺乏相關背景知識。但願這些設施未來會提供基於科學根據設計的療程，對預防及消除腦疲勞提供實質上的幫助。

作為保護健康的預防方案，已開發國家已經在積極建議患者與大眾在森林中休息，也有國家適用醫療保險。這意味著醫療界目前也正從治療的時代邁入預防的時代。我想再次強調預防的第一個階段，就是建立腦疲勞相關對策，並就此為本書畫上句點。


未來，是腦的時代。第四次工業革命始於腦，我們的腦注定會面臨新的挑戰與壓力，而具科學性的療癒與腦的休息將會是最重要的課題。

由於我試著將本書寫得淺顯易懂，因此部分內容可能讀起來有點雜亂，也有些內容沒能簡單地為各位說明，而可能會難以理解。我再次感謝各位讀者耐心地將本書讀完。最後，我要向抱著耐心，費盡心力整理、編輯原稿，並讓本書能夠順利出版的 Vita Books 的編輯部深表謝意。

高寶書版集團
gobooks.com.tw

HD 114
腦科學權威的最高休息法
11年腦科學實證，8種簡易實踐法，改變生活小習慣，終結疲勞、提升腦力，成為高效工作者
쉬어도 피곤한 사람들

| | |
|---|---|
| 作　　者 | 李時炯（Lee Si Hyung） |
| 譯　　者 | 金學民 |
| 責任編輯 | 林子鈺 |
| 封面設計 | 林政嘉 |
| 內頁排版 | 賴姵均 |
| 企　　劃 | 鍾惠鈞 |

| | |
|---|---|
| 發 行 人 | 朱凱蕾 |
| 出　　版 | 英屬維京群島商高寶國際有限公司台灣分公司 |
| | Global Group Holdings, Ltd. |
| 地　　址 | 台北市內湖區洲子街88號3樓 |
| 網　　址 | gobooks.com.tw |
| 電　　話 | （02）27992788 |
| 電　　郵 | readers@gobooks.com.tw（讀者服務部） |
| | pr@gobooks.com.tw（公關諮詢部） |
| 傳　　真 | 出版部（02）27990909　行銷部（02）27993088 |
| 郵政劃撥 | 19394552 |
| 戶　　名 | 英屬維京群島商高寶國際有限公司台灣分公司 |
| 發　　行 | 英屬維京群島商高寶國際有限公司台灣分公司 |
| 初版日期 | 2019年10月 |

쉬어도 피곤한 사람들 (People Who Are Still Tired Even Have Rest)
Copyright © 2018 by 이시형 (Lee Si Hyung, 李時炯)
All rights reserved.
Complex Chinese Copyright © 2019 by Global Group Holdings, Ltd
Complex Chinese language is arranged with HEALTH CHOSUN CO., LTD.
through Eric Yang Agency

國家圖書館出版品預行編目（CIP）資料

腦科學權威的最高休息法：11年腦科學實證，8種簡易
實踐法，改變生活小習慣，終結疲勞、提升腦力，成
為高效工作者 / 李時炯（Lee Si Hyung）著；金學民譯.
-- 初版. -- 臺北市：高寶國際出版：高寶國際發行，
2019. 10
　面；　公分. --（HD 114）

ISBN 978-986-361-750-1（平裝）

1.健腦法 2.睡眠 3.生活指導

411.19                                    108017150

凡本著作任何圖片、文字及其他內容，
未經本公司同意授權者，
均不得擅自重製、仿製或以其他方法加以侵害，
如一經查獲，必定追究到底，絕不寬貸。
版權所有　翻印必究

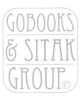